이용사
미용사를
위한

PUBLIC 공중보건학 HEALTH

PUBLIC HEALTH

구민사

저자 약력

임 주 이

· CHA의과학대학교 일반대학원 보건학(뷰티메디컬) 박사
· 건국대학교 산업대학원 미용향장학 석사
· 원광디지털대학교 한방미용예술학과 겸임교수
· 한국미용기술교육협회 회장
· 한국건강보전뷰티연구소 소장
· 아인플러스 수출입회사 대표
· 모블링 코스메틱 대표
· 모블링 토탈뷰티 대표
· 모블링 토탈뷰티 김포 구래역 본점 대표원장
· 모블링왁싱피부관리 대표
· 모블링왁싱 대표
· 이태리 SENSE 천연 왁스 한국지사장
· 일본 PCCS 국제퍼스널컬러뷰티컨설턴트 & 교육강사
· 컬러심리테라피스트 & 컬러테라피 교육강사
· 맞춤형 화장품 조제관리사
· 화장품책임판매관리자
· 미용색채전문가
· 안면왁싱 및 피부관리 & 근육관리 방법 특허 보유
· 고객 연령별 맞춤형 디자인 왁싱피부관리 저작권 등록
· 모블링 블랙마스크왁싱 저작권 등록
· 맞춤형 왁싱피부관리 디자인 컨설턴트 교육강사
· 맞춤형 왁싱 디자인 컨설턴트 교육강사
· 국제무역사

저서)
· 이·미용인을 위한 공중보건학
· 미용색채학
· 실전왁싱창업백서
· 휴먼이미지 살롱디자인왁싱
· 미용사(피부) 국가 자격 수험서
· 미용사(헤어) 국가 자격 수험서
· 미용사(네일아트) 국가 자격 수험서
· 미용사(메이크업) 국가 자격 수험서
· 이용사(필기) 국가 자격 수험서

공중보건학

2020년 2월 10일 초판 인쇄
2020년 2월 15일 초판 발행
2023년 7월 10일 개정 1판 발행

| 저 자 | 임주이
| 발 행 인 | 조규백
| 발 행 처 | 도서출판 구민사
(07293) 서울특별시 영등포구 문래북로 116, 604호(문래동3가 46, 트리플렉스)
| 전 화 | (02) 701-7421
| 팩 스 | (02) 3273-9642
| 홈페이지 | www.kuhminsa.co.kr
| 신고번호 | 제 2012-000055호 (1980년 2월 4일)
| I S B N | 979-11-6875-246-7 [93510]

| 정 가 | 25,000원

머리말

이·미용인을 위한 공중보건학을 펴내며

공중보건학(Public Health)은 전 국민(지역사회 주민 전체, 인간집단)을 대상으로 공중의 건강을 유지하거나 증진하는 학문이다. 즉, 개인과 가정의 건강 향상을 위한 생활환경의 개선방법을 다루는 학문을 개인보건학이라고 한다면 공중보건학은 지역사회 주민의 집단 건강을 보호하고 증진하기 위한 조직적인 노력과 방법을 다루는 광범위한 보건영역 학문이라고 할 수 있다.

인간은 태어나서 죽을 때까지 질병 없는 건강한 삶을 살기를 바란다. 세계보건기구(WHO) 헌장에서 건강은 단순히 질병이 없고 허약하지 않은 상태만을 의미하는 것이 아니라 신체적 · 정신적 · 사회적으로 완전히 안녕한 상태로 정의하고 있다. 종래에는 건강이란 육체적 · 정신적으로 질병이나 이상이 없고 개인적으로 정상적인 생활을 영위할 수 있는 신체상태로 국한되었으나, 오늘날에는 사회생활 중에 자기의 역할과 기능을 만족스럽게 수행할 수 있는 상태까지를 건강의 개념으로 확대 적용하고 있다.

또한 현대 사회가 복잡다단화되면서 개인의 건강과 질병 예방, 수명 연장을 위한 활동은 단지 개인에게 국한되지 않고, 사회적 · 문화적 제반 환경 요인과 지역사회 전체 구성원의 공동노력을 통해 달성되어야 한다는 연구를 기반으로 공중보건학의 범위도 점차 확대되고 있는 추세이다.

이러한 흐름에 맞추어 본 교재는 공중보건학의 기본 개념과 역할, 역학과 감염병, 기생충 질환, 환경보건과 식품위생 및 영양 전반, 보건행정과 가족 및 노인 보건, 소독학과 미생물, 최신 변경된 공중위생관리법상의 위생 관리에 관한 제반 규정 및 벌칙을 반영하여 구성하였다.

특히 고객의 용모와 외모를 관리하는 전문 이 · 미용인이 되기 위한 준비를 하고 계시는 분과 이미 현장에서 활동하고 계신 분들이 꼭 습득하여야 하는 공중보건학에 대한 핵심 내용을 정리하였으며, 작업 현장에서 일어날 수 있는 예상치 못한 사고와 질병으로부터 개인과 소중한 고객을 안전하게 보호하는 데 도움이 되었으면 하는 바람이다.

저자로서 다소 부족한 부분들은 추후 지속적으로 개선하고 보완하여 이 · 미용 현장에서 활동하고 계신 분들에게 좋은 지침서가 될 수 있도록 노력하여 나갈 것이다.
끝으로 이 책이 출판되기까지 도움을 많이 주신 도서출판 구민사 조규백 대표님과 편집부 직원 여러분께 깊은 감사를 드린다.

저자 임주이

Contents

• Part 1. 공중보건학

Chapter 1

공중보건학 총론

Chapter 2

역학

Chapter 3

감염병 관리

Chapter 4

급성/만성 감염성 질환 관리

Chapter 5

기생충 및 성인병 관리

Chapter 6

환경보건 및 산업보건

Chapter 7

식품위생과 영양

Contents

Chapter 8

보건행정 및 가족보건

Chapter 9

인구와 보건 및 정신보건

Chapter 10

소독학 총론

Chapter 11

위생소독

Chapter 12

공중위생관리법규

Chapter 13

이·미용업 위생관리 규정과 벌칙

P U B L I C ◆ H E A L T H

PART 01

공중보건학

PUBLIC HEALTH

CHAPTER 01

공중보건학 총론

· 학습활동 ·

주요 학습활동(토론, 과제, 퀴즈 등)을 잊지 않도록 작성해두세요.

01 공중보건학의 개념

1 공중보건학

(1) 정의

윈슬로우 교수 C.E.A Winslow(미국 예일대학교)는 "공중보건(Public health)은 지역사회의 조직적인 노력을 통하여 질병을 예방하고, 수명을 연장시키며, 신체적, 정신적 효율을 증진시키는 기술이며 과학"이라고 정의하였다.

공중보건학의 목적	국민의 질병예방, 수명연장, 신체 및 정신건강 증진
공중보건학의 대상	개인의 건강이 아니라 지역사회 주민 전체의 건강
목적달성을 위한 접근방법	조직화된 지역사회의 노력(행정, 법규, 보건교육을 통한 접근)

The 알아보기

지역사회: 지리적·행정적 분할에 의하여 나누어진 일정 지역을 의미하며, 특별시, 광역시, 도, 시, 군, 읍, 면, 동을 의미한다.

(2) 공중보건학의 범위

사회가 복잡다단화 되면서 개인의 건강과 질병예방, 수명연장을 위한 활동은 단지 개인에게 국한되지 않고, 사회적·문화적 제반 환경요인과 지역사회 전체 구성원의 공동노력을 통해 달성되어야 한다는 연구를 바탕으로 공중보건학의 범위는 점차 확대되고 있으나, 일반적으로 질병 관리, 보건 관리, 환경보건 분야로 분류할 수 있다.

질병 관리	감염병 관리, 역학, 기생충 질환, 비감염성 질환, 성인병 관리 등 질병발생 원인과 과정
보건 관리	보건행정, 보건교육, 학교보건, 국민영양, 가족 및 노인 보건, 인구와 보건, 정신보건, 모자보건, 보건지표 등 지역사회를 단위로 한 질병예방과 건강을 유지하기 위한 연구 분야
환경보건	산업보건, 식품위생과 영양, 환경위생, 환경오염 등 환경요인 분야

(3) 공중보건학의 관련 분야

공중보건학과 유관한 분야로는 공중위생학(public hygiene), 예방의학(preventive medicine), 사회의학(social medicine), 지역사회의학(community medicine) 등이 있다.

공중위생학	부적합한 환경조건을 개선하여 질병예방과 건강을 유지·증진시키는 학문
예방의학	개인과 가족을 대상으로 질병의 예방과 건강을 증진시키는 학문
사회의학	건강을 저해하는 요인을 사회적 환경 및 생활조건을 제거하는데 중점
지역사회의학	1970년대 후반부터 발전된 분야로서 지역주민에게 포괄적 보건서비스를 제공하는 것에 중점

+ The 알아보기

공중보건학(public health)과 공중위생학(public hygiene)은 유사한 의미로 혼재되어 사용되고 있다. 미국에서는 공중보건학, 예방의학, 지역사회의학 등으로 세분하여 표현하고 독일과 일본에서는 공중위생학으로 명명한다.

(4) 공중보건학과 예방의학의 비교

공중보건학과 예방의학은 질병예방 및 건강증진을 추구하는 목적은 동일하나 대상과 내용에서 차이가 있다. 공중보건학은 건강과 관련된 사회적 요인을 규명하고 개선하며, 현실적 사회현상에 따른 건강증진 저해요소에 대한 집단적 활동이 그 연구대상이 된다. 반면, 예방의학은 치료의학에 대응하는 개념으로 질병을 예방하고, 질병을 회복하고, 건강을 유지·증진시키기 위하여 학문적 기초 위에 연구를 하는 것이다.

구분	공중보건학	예방의학
목적	질병예방, 수명연장, 신체적·정신적 건강과 능률 향상	
대상	지역사회	개인, 가족
내용	질병의 사회적 요인을 제거, 집단의 건강향상 추구	질병예방과 건강증진
책임소재	공공조직	개인, 가족
진단방법	지역사회의 보건 통계자료	임상적 진단
문제해결	보건관리와 봉사	진료와 투약

(5) 공중보건 수준 평가

WHO는 한 국가의 건강수준을 측정하여 다른 국가들과 비교가 가능한 건강지표로 4가지를 제시하였다(세계보건기구(WHO) 국가간 보건수준을 비교할 때 제시한 3대 보건지표에 영아사망률 해당안됨).

비례사망자수 (Proportional Mortality Indicator) PMI	1년 동안 사망한 전체 사망자에 대한 같은 해 사망한 50세 이상의 사망자를 표시하는 비율을 의미한다. 수치가 높을수록 전체 사망자 중 고령자 비율이 높다는 것을 의미하므로 보건 수준이 높음을 반영한다. PMI가 크다는 것은 건강수준이 높고 장수인구가 많다는 의미이다.
평균수명 (Expectation of Life)	0세의 평균여명을 평균수명이라 하며, 어떤 연령의 사람이 앞으로 몇 년을 더 살 수 있는지에 대한 통계적 기대치를 의미한다.
보통사망률 (Crude Death Rate)	특정 년도의 인구 중에서 같은 해의 총 사망자 수를 의미한다(조사망률).
영아사망률 (Infant Death Rate)	출생 1,000명에 대한 생후 1년 미만의 사망 영아수로 나타낸다(1년간 출생아 수에 대한 1세 미만아의 사망자 수).

* **영아사망률 :** 지역사회의 건강수준을 나타내는 대표적인 지표로는 영아사망률(Infant Dealth Rate)이 있으나, 더욱 세밀한 평가를 위하여 a-Index를 계산하고, 그 값이 1.0에 가까울 때 보건수준이 가장 높고, 선진국일수록 a-Index의 수치가 1에 가깝다.

* a-index의 값이 1이라면 영아사망이 전부 신생아 사망이라는 것이다. 이는 영아기간 중의 사망이 신생아 고유질환에 의한 사망뿐이라는 뜻이며, 영아사망이 주로 신생아 사망이며, 예방 가능한 신생아 후기 사망이 거의 없으므로 모자보건의 수준이 높음을 의미한다. a-index의 값이 작을 때 보건수준이 높다고 하며, 보건수준이 가장 높을 때 a-Index값이 1.0에 가깝다.

02 공중보건학의 역사

1 고대(기원전~ 500년) : 태동기

고대 그리스의 히포크라테스(Hippocrates, B.C. 460~377)는 인간의 질병이 생활양식, 지형, 공기, 음식, 기후 등에 의해서 발생한다는 장기설과 인체는 4가지 체액(혈액, 황담즙, 점액, 흑담즙)의 균형에 의하여 건강이 유지된다는 4체액설을 주장하였다.

고대 로마시대에는 그리스를 그대로 계승·발전시켜 갈레노스(Galenus)가 위생학(Hygiene)이라는 용어를 처음 사용한 기록이 전해지며, 하수도, 공중목욕탕, 급수시설에 있어서 괄목할 만한 성장이 있었다. 함무라비법전은 의료제도와 의사의 지위 등에 관하여 기록되어 있다.

2 중세(500~1500년) : 암흑기

중세기는 기독교의 경건주의와 그리스로마인들의 퇴폐적 향락문화에 대한 반발로 인해 육체를 경시하고 육체적 금욕을 행동규범으로 삼았다. 타인의 육체를 보는 것을 죄악시하여 목욕을 기피하고 신에 대한 기도와 회개로 질병을 퇴치할 수 있다고 믿던 시기로, 각종 전염병이 창궐하던 공중보건의 암흑기이다.

이슬람의 메카 순례자에 의한 콜레라 창궐, 십자군 전쟁으로 인한 대규모 인구이동으로 나병(한센병)과 페스트(들쥐, 쥐벼룩)가 유행하여 많은 사람들이 희생되었다.

이탈리아 베니스에서는 오염되었거나 오염으로 의심이 되는 배와 여행자의 입항을 금지시키거나 일정기간 항구 밖에서 대기한 후에 입항을 허가시켰다. 이것이 역사적으로 검역의 시초가 되었다. 1383년 마르세유에서는 최초의 검역소를 설치하였고, 검역법을 제정하였다.

3 근세(1500~1850년) : 여명기

침체기인 중세를 벗어나면서 과학기술이 태동하고 산업혁명으로 공중보건의 발전을 가능하게 한 중요한 시기이다. 공중보건학이 체계를 갖춘 시기이며, 개인위생이 공중위생으로 바뀌게 되는 시기이자 산업혁명으로 공중보건의 사상이 싹튼 시기이기도 하다.

산업혁명으로 공장 중심으로 도시가 형성되어 인구가 집중되면서 연소자나 노동자들의 근로조건이 심각한 보건 문제로 대두되었다. 이탈리아 의사인 라마치니(Ramazzini, 1633~1714)는 노동자의 건강문제에 대한 논문을 발표하여 산업보건의 기초를 확립하였고, 독일의 프랭크(Frank, 1745~1821)는 위생행정에 관한 저서에서 지역사회적 규모의 의학과 조직 관리의 필요성, 정신보건, 개인위생, 국민보건에 관하여 언급하며 공중보건학을 체계화하였다.

1848년 영국에서는 세계 최초로 공중보건법이 제정되었고, 이를 근거로 공중보건국과 지방보건국이 설치됨으로써 보건행정의 기틀이 마련되었다.

4 근대(1850~1900년) : 확립기

면역학 및 세균학이 발전하여 예방의학적 개념이 확립된 시기로서 전염병의 근본적인 차단 및 질병예방 활동을 통해 공중보건학이 실질적으로 확립되기 시작한 시기이다. 공중보건학, 예방의학적 개념 확립, 미생물학의 시대, 방문간호사업이 시작되었고, 예방백신이 개발된 시기로서 인구가 폭발적으로 증가하였다.

영국의 존 스노우(John snow, 1813~1858)는 콜레라 역학조사를 통해 장기설을 뒤집고 전염병 감염설을 입증하였고, 독일의 페텐코퍼(Pettenkoffer, 1818~1901)는 뮌헨 대학에서 위생학 강좌를 개설하여 환경위생학의 선구자로 불리게 되었다.

독일의 코흐(Koch, 1843~1910)는 파상풍균(1878), 결핵균(1882), 콜레라균(1883)을 발견하였다. 프랑스의 파스퇴르(Pasterur, 1822~1895)는 닭 콜레라균(1880), 탄저균(1877)을 발견하여 근대의학의 창시자로 불린다.

5 현대(1900년~현재) : 발전기

자본주의의 발달로 공업화와 도시화가 가속화되면서 주기적인 불황과 실업, 대도시의 빈민촌, 빈곤과 질병, 노동자 계급, 빈곤층에서의 영유아 및 모성사망이 사회문제화 되면서 사회학적, 경제학적 개념이 공중보건학의 영역으로 추가되었다.

1948년 세계보건기구(WHO, world health organization)가 발족되어 국제적인 보건사업의 지휘 및 조정과 기술자문활동을 진행하고 있다. 1978년 카자흐스탄 알마아타(Alma-Ata)회의에서 인류건강 실현목표를 설정하고 이를 실현하기 위한 최선의 방법으로 1차 보건의료를 채택하였다. 1992년에는 브라질 리우에서 유엔환경개발회의를 개최하여 환경오염으로부터 지구를 지키기 위한 환경선언을 발표하였다. 이후 1977년에는 지구온난화를 막기 위한 환경 관련 국제합의서인 교토의정서를 발표하였다.

6 고려시대와 조선시대의 의료기관

❶ 고려시대: 의료행정(태의감), 왕실의료(상약국), 서민의료(혜민국), 빈민구호(재위보), 감염병환자(동서대비원).

❷ 조선시대: 의료행정(전의감), 왕실의료(내의원), 서민의료(혜민서), 빈민구호(제생원), 감염병환자(동서활인원).

❸ 우리나라 보건행정조적의 변천(대한민국 정부 수립 후 보건행정조직 명칭 변경): 사회부(1948) - 보건부(1949) - 보건사회부(1955) - 보건복지부(1994) - 보건복지가족부(2008) - 보건복지부(2010).

03 건강과 질병

1 건강

(1) 건강의 정의

건강의 정의는 시대와 역사의 변천에 따라 변화되어 왔다. 19세기에는 신체적 건강상태를 중심으로 파악하였다가, 19세기 중엽에는 신체적, 정신적 건강개념으로 확대되었다. 이후 20세기 중반 이후에는 사회활동까지 건강과 연관된 생활개념으로 변천하고 있다.

세계보건기구(WHO, world health organization)는 '건강이란 단순히 질병이 없고 허약하지 않은 상태만을 의미하는 것이 아니라 신체적·정신적·사회적으로 완전히 안녕한 상태'라고 명시하고 있다. 영어로는 다음과 같다.

Health is a complete state of physical, mental and social well-being And not merely the absence of disease or infirmity.

이는 육체적·정신적으로 건강해야 함은 물론이고 사회생활 중에 자기의 역할과 기능을 만족스럽게 수행할 수 있는 상태까지를 건강의 개념으로 확대시키고 있다.

❶ 사회적 안녕(Social Well-being)의 의미

사회보장제도가 완비된 곳이 아닌 사회구성원 개개인의 기능과 역할을 충실히 수행할 수 있는 만족스러운 상태의 생활을 의미하는 이른바 생활개념이다.

+ The 알아보기

세계보건기구(WHO(World Health Organization)
보건·위생 분야의 국제적인 협력을 위하여 설립한 UN(United Nations: 국제연합) 전문기구이다. 본부는 스위스 제네바에 있으며, 1948년에 창설되었다.

❷ 세계보건기구(WHO) 창립 50주년(1998.4.8)의 현대적 정의

건강이란 '단순히 질병이 없거나 허약하지 않다는 것을 말하는 것이 아니라 신체적, 정신적, 사회적 안녕과 영적복지가 완전한 상태이다(영적복지(Spinitual Well-being)란 종교적 차이에 따른 차별이 금지되고 영혼의 건강까지 포함하겠다는 개념을 말한다).

❸ 세계보건기구(WHO)의 연도별 공식 슬로건

㉠ 2013: Control your Blood Pressure
㉡ 2014: Ventor-borne Diseases
㉢ 2015: Food Safety
㉣ 2016: Beat Diabetes
㉤ 2017: Depression-Let's talk
㉥ 2018: Health for All(The theme of World Health Day is Universal Health Converage: Everyone, Everywhere)

(2) 건강의 척도

❶ 무병하고 신체 기능의 정상적인 상태 유지
❷ 신체의 존재에 대하여 무의식적 상태 유지
❸ 생활이 경쾌해야 하고 일상생활에서 적당한 활력 유지
❹ 삶에 보람을 느끼고 명랑한 상태 유지
❺ 적당한 식욕과 안정된 체중을 유지
❻ 충분한 수면과 심신안락감을 유지
❼ 정서적 안정과 조화로운 사회생활의 유지

(3) 건강 결정 요인

건강 결정 요인은 개인이나 집단의 건강상태에 영향을 미치는 제반 요소를 통칭한다.

❶ 유전적인 요인
❷ 사회경제적인 요인
❸ 생활 습관 및 건강행태 요인
❹ 환경요인
❺ 성별(gender) 관련 요인
❻ 문화적 요인
❼ 정치적 요인

(4) 건강증진의 개념

❶ 로렌스그린(Lawrence W.Green): 건강증진이란 건강에 도움이 되는 개인 생활습관 변화와 환경개선을 위하여 보건교육과 그와 관련되는 조직적·경제적·정치적 노력의 조화를 의미한다.

❷ 세계보건기구의 오타와 헌장에서는 건강증진(Health Promotion)을 '사람들이 스스로의 건강을 관리하고 향상시키는 능력을 키우는 과정'이라고 정의하였다(1986).

❸ 건강증진 개념은 개인의 생활습관의 개선뿐만 아니라 환경 및 사회적 여건의 개선까지 포괄된다(우리나라는 1995년에 국민건강증진법을 제정·공포하였다).

The 알아보기

국민건강증진법: 국민에게 건강에 대한 가치와 책임의식을 함양하도록 건강에 관한 바른 지식을 보급하고, 스스로 건강생활을 실천할 수 있는 여건을 조성함으로써 국민의 건강을 증진함을 목적으로 한다.

2 질병

(1) 질병의 정의

인체의 조직 혹은 기관의 이상으로 원활한 생리기능을 수행하지 못하여 신체의 기능이나 구조에 장애를 초래한 상태이다.

(2) 질병 발생의 3요인

질병은 병인(agent), 숙주(host), 환경(environment)의 3요인이 상호작용함으로써 발생한다.
숙주가 우세하거나 환경이 숙주에게 유리하게 작용하면 건강이 증진되지만, 병인이 우세하거나 환경이 숙주에게 불리하게 작용하면 평형이 깨지고 질병이 발생되며, 3가지 조건이 평형을 이룰 때 건강이 유지된다(Gordon의 지렛대이론).

구분	내용	예
병인	질병 발생의 직접적인 원인	세균, 바이러스, 기생충, 진균, 성인병, 직업병, 동물 인플루엔자 인체감염증 등
숙주	질병 발생에 영향을 주는 신체의 내부 요인	연령, 성별, 유전, 저항력, 생활습관, 스트레스, 피곤함 등
환경	질병 발생에 영향을 주는 신체를 둘러싼 외부 요인	기후(습하다), 지형, 인구분포, 생활환경 등

(3) 질병의 자연사

질병의 자연사(natural history of disease)는 질병이 발생한 후에 어떤 과정으로 진행되는지 하나의 시간적 흐름 속에서 파악하려는 개념으로, 레벨(Leavel)과 클라크(Clark)는 다섯 단계로 나누어 설명한다.

❶ **1단계:** 비원성기(무병기)

병원성이 없는 건강한 상태로 정상적인 사회생활을 하는 상태이다. 지저분한 주변 환경을 깨끗하게 위생을 개선하고 규칙적인 운동과 영양개선을 통해 건강을 위한 적극적인 예방이 필요하다.

❷ **2단계:** 초기(전병기) 병원성기(1차적 예방단계)

질병이 걸리는 초기 단계로 예방접종 등을 통한 소극적인 예방(항체주입)이 필요한 시기이다(원인이 되는 원인물질(항원)을 넣는 것은 적극적 예방이다).

❸ **3단계:** 불현성(증병기) 감염기(2차적 예방단계)

감염은 되었으나 증상이 나타나지 않는 시기로 감염병에 감염되었을 경우 잠복기에 해당하며, 만성병인 경우에는 자각증상이 없는 시기이다. 초기진단, 조기발견, 초기치료 및 정기검진 등의 대책이 필요한 시기이다.

❹ **4단계:** 발현성(진병기) 감염기(2차적 예방단계)

완전한 질병상태로 질병의 증상이 나타나며 신체기능이 상실되는 시기이다. 진단과 치료, 질병 악화 방지를 통해 더 이상 질환이 진행되지 않도록 하여야 한다.

❺ **5단계:** 회복기(정병기, 3차적 예방단계)

회복기의 환자에게는 질병으로 인한 후유증을 최소화하고 잔여 기능을 재생시켜 활용하도록 도와주고, 사회에 복귀할 수 있도록 재활의학이 주가 되는 시기이다.

(4) 질병의 예방 활동

질병의 자연사에 맞추어 각 단계별로 적절한 예방활동이 필요하다(정적이 아닌 동적인 개념).

❶ 1차적 예방단계: 질병억제단계

건강상태(비병원성기) 또는 초기 병원성기에 적합한 예방적 활동으로 적절한 영양섭취와 운동, 생활환경 개선, 예방접종, 각종 필수 영양소 보충을 상시적으로 진행한다.

❷ 2차적 예방단계: 초기발견과 초기치료단계

불현성 감염기 또는 발현성 감염기에 적합한 예방적 활동으로 질병의 초기 시점에서 조기발견 및 치료를 통해 질병의 중증화, 전염병의 확산, 합병증 및 후유증을 차단하거나 장애를 줄이는 활동이 필요한 단계이다.

❸ 3차적 예방단계: 재활 및 사회 복귀단계

회복기의 예방활동이며, 환자의 기능장애 또는 사망을 막고 남은 기능을 최대한 활용하도록 재활하여 사회에 복귀하도록 하는 것이다.

질병의 과정	비병원성기 (1단계)	초기 병원성기 (2단계)	불현성 감염기 (3단계)	발현성 감염기 (4단계)	회복기 (5단계)
특징 및 대책	적극적 예방 건강증진 환경 및 영양개선	소극적 예방 특수예방 예방접종	무증상 감염기 초기진단 초기치료	진단과 치료 임상의학적 시기 질병 약화 방지	재활 사회복귀
예방수준	1차 예방 질병억제단계		2차 예방 초기발견과 초기치료의 단계		3차 예방 재활 및 사회 복귀 단계

(5) 국민건강증진종합계획(온 국민이 함께 만들고 누리는 건강세상)

❶ 과제 1(만성질환 예방 관리 강화)

㉠ 생활습관 위험요인: 흡연, 음주, 나쁜 식습관, 신체활동 부족
㉡ 선행단계(고위험군): 고혈압, 이상지혈증, 비만, 당뇨병 전 단계
㉢ 주요 만성질환: 심뇌혈관 질환, 당노병, 만성호흡기 질환, 암

❷ 과제 2 생애주기별 건강프로그램 확충

㉠ 학생: 흡연, 음주예방, 나트륨 감소 등 건강식생활, 학교스포츠클럽활성화, 보건교육 등(교육부) 알레르기 질환을 가진 아이들의 응급처치 및 관리가 가능한 아토피, 천식, 안심학교 단계적 확대(질병관리본부, 2015년 1,568개교-2020년 2,000개교)

㉡ 근로자: 중소기업 근로자의 건강 관리를 위한 근로자 건강센터와 관할 보건기관 연계와 협력 강화(고용부)

㉢ 군인: 군인 흡연예방 및 금연치료 확대 및 내실화, 원격 건강 관리 및 건강증진 담당인력, 역량 강화지원(국방부)

㉣ 노인: 치매예방부터 질병 관리와 돌봄까지 지역사회에서 원활하게 작동되도록 국가치매관리 체계 내실화

❸ **건강생활실천**: 금연, 절주, 신체활동, 영양

㉠ 만성퇴행성 질환과 발병 위험요인 관리: 암, 건강검진, 관절염, 심뇌혈관질환, 비만, 정신건강, 구강건강

㉡ 감염 질환 관리: 예방접종, 비상방역체계, 의료관련 감염, 결핵, 에이즈

㉢ 안전환경보건: 식품안전, 손상예방

㉣ 인구집단건강 관리: 모성건강, 영유아건강, 노인건강, 근로자건강 증진, 군인건강 증진, 학교보건, 취약가정건강, 장애인건강

㉤ 건강수명 증진과 건강 형평성 제고가 국민건강증진종합계획의 기본틀이다.

㉥ 우리나라 현재 기대수명은 81.8세, OECD 평균은 80.5세이다.

CHAPTER 02

역학

· 학습활동 ·

주요 학습활동(토론, 과제, 퀴즈 등)을 잊지 않도록 작성해두세요.

01 역학의 정의 및 목적

역학(疫學, epidemiology)은 Epidemic에서 유래되었으며, 질병 혹은 전염병(疫)에 관한 학문(學)이다. 역(疫)자는 질병 또는 역병(疫病)의 역자로 어느 지역의 돌림병, 전염병 등의 의미를 담고 있다. 역학은 초기에 유행병을 연구하는 학문의 의미로 사용되었으나, 현재에는 질병의 발생이나 분포, 경향 등을 파악하고 규명하여 예방 대책을 강구하는 학문으로 의미가 확대되어 사용되고 있다.

역학은 ① 인간사회의 집단을 대상으로 ② 질병의 발생, 분포를 관찰하고(기술역학), 그 원인을 규명(분석역학)하여 ③ 질병에 대한 관리와 예방 대책을 강구할 수 있도록 하는데 목적이 있다.

The 알아보기

Epidemic는 Epi(upon, on) + demos(people, population) + ology(science, knowledge)의 합성어로 knowledge people(population), 즉 인간에 대한 지식 혹은 인구집단에 관한 연구로 번역되는 히포크라테스의 저서이다.
현대에 와서 역학은 인간에게 발생하는 모든 질병, 건강과 관련한 모든 문제(직업병, 교통사고, 만성질환) 등 모든 스펙트럼을 포함하여 인구집단을 대상으로 어떠한 집단에 분포되어 있는지, 어떠한 문제로 질병이 일어나는지 얼마나 많이 발생하는지 등 질병의 발생빈도, 결정요인, 원인규명을 통해 질병예방과 건강증진에 활용하는 것이 역학이다.
고든(John Gorden)은 인간집단 내의 질병과 상행의 집단적 형태를 연구하는 의학생태학의 한 분야로 역학을 정의하였으며, 앤더슨(Anderson)은 질병 발생을 연구하는 과학이라고 정의하였다.

02 역학의 역할

역학의 역할은 역학의 목적, 기능, 활용범위에 따라 다음과 같이 구분할 수 있다.

❶ 질병 발생원인 규명

해당 질병의 발생원인 및 발생요인을 밝히는 것이 역학 본래의 역할이며, 역학의 가장 중요한 역할이기도 하다.

❷ 질병 발생과 유행상태의 감시

질병의 지역적·시간적 발생과 분포를 파악하고 지역사회에서의 질병 유행상태를 감시하여 관리 대책을 수립하기 위한 역할이다.

❸ 보건의료 기획과 평가자료 제공

역학은 공중보건사업의 기획과 집행 및 효과와 결과를 평가하는 역할이 있으며 예방접종의 효과 판정이나 성패 여부 판정 등에도 활용된다.

❹ 임상연구 분야에 활용

역학 연구로 실제 임상에서 질병 진단, 처치, 예후 및 환자에 대한 충고 등에 활용한다.

❺ 질병의 자연사를 관찰 및 기술

수집된 자료를 통해 질병의 발생 초기부터 진행과정이나 특성을 관찰, 기술하여 적절한 예방 및 치료 대책을 수립하는데 활용한다.

기존의 자료나 수집된 자료를 분석하여 기술하고, 질병의 자연사나 질병양상, 질병규모, 건강수준, 원인에 대한 가설 설정, 인구 동태, 기술지수 개발 및 검증 등을 기술한다.

03 질병 발생의 역학적 개념

질병 발생의 원인은 한 가지 요인에 의해서만 발생되지 않고 여러 가지 요인이 복합적으로 상호작용하여 질병이 발생된다. 질병 발생의 역학적 요인에 관한 학설에는 삼각형 모형설, 거미줄 모형설, 수레바퀴 모형설이 있다.

삼각형 모형설	질병 발생은 병인, 숙주, 환경의 3대 요인이 상호작용에 의하여 발생된다고 설명
거미줄 모형설	질병 발생은 선행되는 여러 요인들과의 상호작용에 의하여 발생한다고 설명
수레바퀴 모형설	숙주를 둘러싼 환경적 요인과 유전적 요인의 상호작용으로 질병이 발생된다고 설명

1 삼각형 모형설(3대 요인설)

질병 발생을 병인, 숙주, 환경의 3대 요소의 상호 관계로 설명한다. 이들 3요소의 평행상태가 무너지게 되면 질병 또는 유행이 발생되는 것으로 설명한다.
질병 발생의 역학적 모형은 가장 널리 사용되어 온 생태학적 모형으로 질병 발생을 병인, 숙주, 환경 3대 요소 간의 평형상태가 깨질 때 질병 발생을 좌우한다고 보는 것이다.
이들 3요소의 평형상태가 깨지면 질병 발생이 증가하거나 반대로 감소하게 된다. 즉, 숙주로서 병인에 대한 감수성이나 저항성 및 환경적 요인에 대한 적응과 부적응 등 3자 관계는 유기적인(서로 떼어낼 수 없는 밀접한 관계) 인과관계 하에서 질병의 발생 여부와 유행 여부가 좌우된다고 보는 것이다.

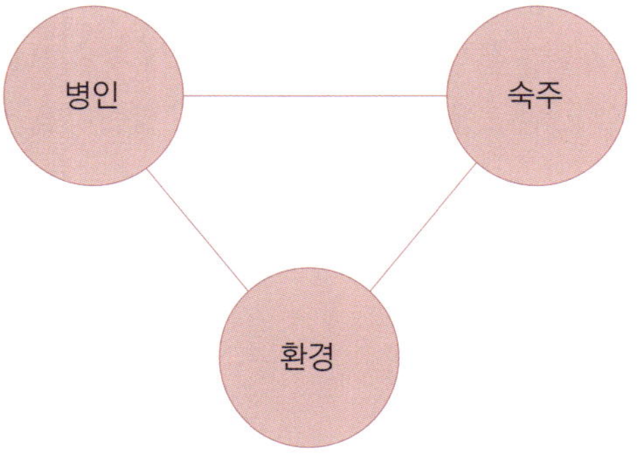

【그림 2-1】 삼각형 모형설

(1) 병인(agent): 질병을 발생시키는 직접적인 원인이 되는 요소를 의미한다.

❶ **영양소적 병인**: 영양소의 결핍 또는 과잉이 병인으로 작용(영양결핍증, 비만, 당뇨, 각종 심장 질환)

❷ **생물학적 병인**: 세균, 바이러스, 곰팡이, 기생충 등의 살아있는 미생물

❸ **물리적 병인**: 기계적인 힘에 의한 외상, 열에 의한 화상이나 동상, 기압의 변화에 따른 고산병이나 잠함병, 방사선에 의한 암, 백혈병 등

❹ **화학적 병인**: 각종 유독가스 및 화학물질과 유독가스 등이 인체로 흡입되어 각종 병변을 유발

❺ **사회환경적 병인**: 환경오염에 의한 공해, 산업재해에 의한 직업병, 식품에 의한 중독증, 폐기물에 의한 중독, 사회적 스트레스가 원인인 신경성 정신 질환 등

(2) 숙주(host): 인적 요인으로 인체의 특성과 관련되어 질병을 유발하는 요인이다.

❶ **유전적 요인**: 혈액형, 선천적 인자, 면역성 등

❷ **인적 요인**: 성별, 연령, 종족, 직업 및 사회경제적 상태 등

(3) 환경(environment): 병인과 인간 숙주를 제외한 모든 요인을 의미한다.

❶ **물리적 환경**: 계절의 변화, 기후, 지형, 지질, 주거환경 등

❷ **생물학적 환경**: 질병의 전파 또는 발생과 관계가 있는 인간 주위의 모든 동식물 및 곤충 등

❸ **사회적 환경**: 인구밀도, 직업, 풍습, 경제생활의 형태 등

2 거미줄 모형설(원인망 모형설)

질병 발생은 어떤 특정한 단일 요인에 의하여 발병되는 것이 아니라 여러 요인과 연결되어 있다. 마치 거미줄 모형과 같이 복잡하게 얽혀져서 복잡한 상호관계에서 질병이 발생된다는 설이다(폐암, 유방암, 당뇨: 유전, 흡연, 운동부족, 식습관, 환경 등 직·간접적으로 복잡하게 얽혀 있는 원인이 되는 환경적 요소의 경로를 끊어내면 질병을 예방할 수 있다.)

3 수레바퀴 모형설

수레바퀴 모형설은 질병 발생을 인간과 환경과의 상호관계로 설명하는 학설이다. 수레바퀴의 중심부는 숙주가 있고, 숙주를 중심으로 환경이 둘러싸고 있다. 환경은 내적 환경인 유전적 요인과 외적 환경인 물리적, 생물학적, 사회적 환경 요인으로 구성되며, 이들 내외적 환경 요인의 상호작용에 의하여 질병이 발생한다고 보는 설이다. 단, 질병 발생에 숙주 안에 있는 유전을 포함하여 숙주가 건강하면 질병에 걸리지 않는다는 설이다.

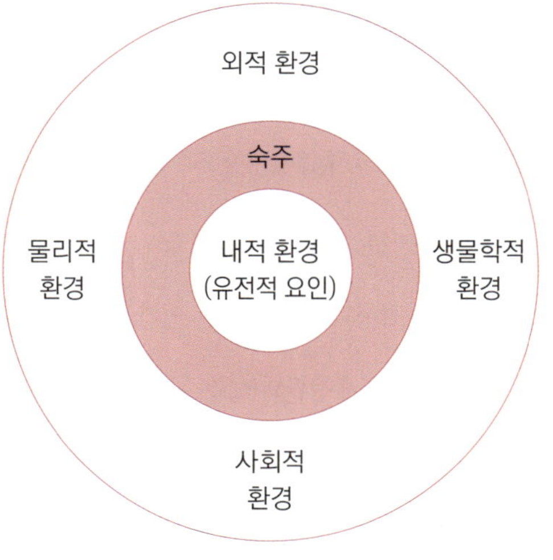

【그림 2-2】 수레바퀴 모형설

04 역학 연구방법

역학의 연구방법은 실험과 관찰로 분류된다. 실험적 연구는 인간집단을 대상으로 직접 실험하는 데 한계가 있어 극히 제한적으로 사용되고, 주로 관찰에 의해 역학 연구가 진행된다.
관찰을 통한 역학 연구는 기술역학과 분석역학으로 구별되며, 분석역학은 단면조사 연구, 환자대조군 연구, 코호트 연구로 분류할 수 있다.

<table>
<tr><td rowspan="3">역학적 연구</td><td>실험적 연구</td><td colspan="2">지역사회실험, 임상실험</td></tr>
<tr><td rowspan="2">관찰적 연구</td><td>기술역학</td><td>생물학적 변수, 사회적 변수, 지역적 변수, 시간적 변수</td></tr>
<tr><td>분석역학</td><td>단면조사 연구, 환자대조군 연구, 코호트 연구</td></tr>
</table>

1 실험적 연구

인위적으로 실험적 자극이나 조건을 가한 상태에서 실험군과 대조군 간의 차이를 비교·평가·분석하는 방법이다. 백신효과 측정이나 치료 약품의 효과 효능을 측정하는 등의 제한적 범위 내에서만 적용한다.
질병발생의 원인을 실험적으로 규명하려는 역학으로 연구대상에 어떤 실험적 조작 또는 자극을 주고 그 결과를 보는 방법으로, 원 관계를 검증하므로 가장 결정적인 증거를 제시해 준다.
실험적 연구로 효과적 질병 예방법과 진단법 및 치료법을 개발하기 위한 분야이다.

2 관찰적 연구

실험적 자극이나 조건을 가하지 않고 자연상태 그대로 비교·분석하는 연구방법으로 기술역학과 분석역학으로 구분한다.

(1) 기술역학(descriptive epidemiology)

기술역학은 인구 집단을 대상으로 발생하는 질병의 분포나 양상을 집단의 특성에 따라 조사하여 기술하는 1단계적 역학이다. 집단의 특성은 인적 특성, 지역적 특성, 시간적 특성으로 분류하여 질병 발생 원인과의 관련성, 상관관계 유무를 관찰하게 된다.

❶ **인적 특성:** 연령, 성별, 인종, 결혼, 경제적 상태, 직업, 가족상태 등

❷ **지역적 특성:** 국가나 지역사회의 특성 등

❸ 시간적 특성: 질병 유행의 주기적·계절적 변화

❹ 질병 발생의 원인적 특성

- 생물학적 변수

숙주의 요인으로 연령, 성별, 종족별 특성에 따라 질병의 유행 양상이 다른 것을 말한다.

영유아기에는 성인에 비해 감염병에 대한 저항력이 약하며, 종족이나 남녀 간에도 질병에 노출되는 기회가 다르고, 저항력도 서로 다르기 때문에 감염병 감염현상에 차이가 있을 수 있다.

- 사회적 변수

도시, 농어촌, 인구밀도, 교통, 사회문화, 경제계층, 의료수혜도, 직업의 종류 등 사회적 특성에 따라서 질병의 유행이 다른 것을 말한다. 특히 사회구조나 환경위생이 열악한 국가는 사람에서 사람으로 직접 전파되는 결핵, 디프테리아, 백일해 등의 호흡기계 질병이 증가하고, 홍수와 비가 많은 국가는 세균성 또는 아메바성 이질, 콜레라, 장티푸스나 설사증과 같은 수인성 감염병의 발생이 많다.

- 지역적 변수

지역적 특성에 따라 지역적으로 유행하는 질병 종류가 다른 것을 지리적 변수라 한다.

열대지역, 한대지역의 감염병 유행 특성이 다르고, 산맥, 사막, 바다 등 지리적 경계로 인하여 각 지역 국민의 유전적 소인, 사회적 관습이 다르며, 지역별로 경제활동 상황, 교통수단에 차이가 있어 의료시설의 활용이나 혜택을 받는 정도가 다르므로 질병의 유행 양상에 차이가 생기는 현상을 지리적 변수라 한다.

- 시간적 변수

시간적 변화에는 추세변화(장기변화), 순환변화(주기변화), 계절적 변화, 불규칙 변화, 단기변화 등에 따라 역학의 변수가 발견할 수 있다.

㉠ 추세변화(장기변화): 장티푸스, 디프테리아와 같이 수십 년을 한 주기로 유행이 반복되는 현상

㉡ 순환변화(순화변화): 홍역(2~3년), 백일해(2~4년), 유행성 일본뇌염(3~4년) 등과 같이 수년을 한 주기로 유행이 반복되는 변화 현상

㉢ 계절적 변화: 소화기계 질병은 여름에, 호흡기계 질병은 겨울에 많으며, 쯔쯔가무시병(진드기), 렙토스피라증 및 유행성 출혈열(쥐)은 가을철에 많은 현상

㉣ 불규칙 변화: 콜레라, 장티푸스, 이질, 말라리아, 그 밖의 원충, 기생충 등 국내 유행빈도는 낮으나 해외의 상주자, 여행자 등을 통해 전파하여 국내에서 다시 유행 내지 발생하는 경우를 외래 감염병으로 인한 돌발적 유행

㉤ 단기변화: 시간별, 날짜별, 주 단위로 질병 발생 양상이 변화하는 것, 급성 감염병의 집단 발생 시 나타나는 현상

역학의 4대 현상에서 이들 특성을 조사자의 주관을 완전히 배제하고 사실 그대로 기록하여 그 공통요소를 도출함으로써 발생요인의 가설을 설정하는 역학적 조사활동이 1단계 역학에 해당한다.

(2) 분석역학(analytical epidemiology)

기술역학에서 관찰을 통해 얻어진 결과를 토대로 하여 가설을 설정하고 증명하는 2단계 역학이다. 가설을 증명하는 분석역학적 조사방법으로는 단면조사 연구, 환자대조군 연구, 코호트 연구 등이 있다.

❶ 단면조사 연구(cross sectional study)

단면조사 연구는 일정한 연구집단을 대상으로 하여 특정한 시점과 기간 내에 그 질병과 그 인구집단이 가지고 있는 속성과의 관계를 찾아내는 연구조사방법이다.

분석역학적 조사에서 단면조사 연구는 구체적 가설을 가지고 이를 검증하기 위한 조사이고, 기술역학적 조사는 가설 없이 단지 상황 판단을 위한 현황조사라는 점에서 차이가 있다.

단면조사의 장점은 단시간에 결과를 얻을 수 있어서 시간과 비용이 절약되고, 여러 종류의 질병과 발생 요인과의 관련성을 동시에 비교·조사할 수 있다. 반면에 빈도가 낮은 질병이나 이환 기간이 짧은 질병에는 부적절하며, 상관관계만을 알 수 있고 인과관계는 규명하지 못하는 단점이 있다.

❷ 환자대조군 연구(case control study)

환자대조군 연구는 현재 이환한 환자군과 질병이 없는 건강한 대조군을 선정하여 질병원인이 되는 속성이나 요인이 해당 질병과 어떤 인과관계를 가지고 있는지를 규명하는 방법이다.

환자대조군 연구의 장점은 적은 비용과 적은 조사 대상자로 연구가 가능하며, 희귀질병이나 잠복기간이 긴 질병 연구에 적합하다고 알려지고 있다. 다만 환자군과 대조군 선정이 어려운 점과 필요로 하는 요인의 정보수집이 제한되어 있다.

❸ 코호트 연구(cohort study)

코호트 연구는 질병 원인과 관련이 있다고 생각되는 위험 요인에 노출된 집단과 노출되지 않은 집단을 사전에 구분해 두고, 이 두 집단을 계속 추적·관찰하면서 질병 발생률 차이가 나는지를 비교하는 연구방법이다.

코호트 연구는 전향성(prospective)과 후향성(reprospective)으로 구분한다.

전향성 코호트 연구는 현재의 원인을 가지고 향후 일어날 결과를 검토하는 것으로 연구 시점에서 질병 발생 원인으로 추정되는 요인에 노출된 집단과 노출되지 않은 집단을 구분하고 향후 일정 기간 동안 추적·관찰하는 방법이다.

후향성 코호트 연구는 과거에 발생한 원인을 가지고 현재의 결과를 도출하는 조사방법으로, 과거로 거슬러 가서 질병의 발생 원인과 관련된 요소를 갖고 있는 사람과 갖고 있지 않은 사람을 구분하여 기록한 후 질병 발생을 찾아내는 연구방법이다.

✚ The 알아보기

코호트(cohort): 동일한 특색이나 행동양식 등을 공유하는 집단을 의미하며, 특정한 시기에 베이비붐세대, 에코세대, 386세대 등이 있다.

05 역학 연구 사례

1 존 스노우(John Snow) 콜레라 역학 연구

1854년 영국 의사인 스노우는 런던에서 발생한 콜레라의 원인을 규명한 연구를 발표하였다. 콜레라 발생장소와 시간을 지도에 표기하고 환자 발생이 많은 지역과 적은 지역이 식수를 공급받는 상수도원의 분포와 일치한다는 사실을 발견하였다. 이로써 콜레라가 식수를 통해 전파된다는 사실을 파악하여 콜레라 유행 차단을 가능하게 하였다.

2 돌(Doll)과 힐(Hill)의 흡연과 폐암 연구

담배가 폐암과 관계가 있다는 것은 1950년대 후반에 미국의 돌과 힐 및 하몬드(Hammond)와 혼(Horn) 등에 의해서 담배와 폐암은 통계적 유의성이 있으며, 흡연군에서도 흡연량이 많을수록 폐암의 비교위험도가 높다는 관계의 성립을 입증하였다.

이러한 연구결과는 1960년대 이후의 비감염성 질환에 대한 역학적 연구가 크게 발전하는 계기가 되었다.

3 골드버거(Goldberger)와 펠라그라(Pellagra) 연구

1914년 미국의 골드버거(Goldberger)는 펠라그라병을 전염병이 아니고 니아신(Nicotinic acid)의 결핍에 의한 영양결핍증임을 실험역학으로 입증하였다. 이전에는 펠라그라가 한센병으로 인식되었으나 죄수들에게 단백질이 없는 식사를 제공하여 펠라그라 증상의 환자를 만들어 동물성 단백질의 부족이 원인임을 실험을 통해 입증하였다. 고아원, 양로원, 정신병원 환자 등에서도 발생되었고. 실험역학을 실시하였다.

골드버거는 펠라그라가 전염병이 아니라는 것을 증명하기 위해 환자의 여러 가지 분비물을 본인과 부인 등의 인후점막에 묻히는 실험을 하여 펄라그라 환자가 되지 않음을 증명하였다.

4 제임스린드(James Lind)의 괴혈병 예방 연구

비타민C가 발견되기 오래전에 괴혈병은 오렌지와 레몬 등으로 치료가 된다는 것을 발견하여 1947년 영국 해군 병사에게 레몬을 공급하여 괴혈병을 예방한 제임스 린드의 연구도 역학 연구의 고전이라 할 수 있다.

03 감염병 관리

CHAPTER

· 학습활동 ·

주요 학습활동(토론, 과제, 퀴즈 등)을 잊지 않도록 작성해두세요.

01 감염병

1 감염병의 정의

감염병(infectious disease)은 병원미생물(세균, 바이러스, 곰팡이, 기생충 등)과 같은 여러 병원체의 감염에 의해 발병하는 질환이다. 감염병 중에서 사람간의 접촉이나, 물 또는 공기를 통해 다른 사람에게 전파되는 질병을 전염병이라고 한다.

2 감염병 유행의 3대 요인

감염병 유행의 3대 요인으로 감염원(병인), 감염경로(환경), 감수성 숙주가 있다.

(1) 감염원(병인)

감염원은 병원미생물이 인간이나 동물에게 감염되는 근원이 되는 모든 것을 의미한다. 감염원은 감염을 일으킬 수 있는 감염병의 병원체를 가지고 있어 병을 퍼뜨리는 근원이 되는 환자, 보균자, 감염동물, 오염식품, 오염수 등 병원소와 감염원(source of infection)으로 작용할 수 있는 모든 것을 의미한다.

(2) 감염경로(환경)

감염경로는 병원체가 생체 내에 침입하기까지의 경로를 의미한다. 감염경로에는 접촉감염(성병 등), 비말감염(결핵, 인플루엔자 등), 전파동물로부터 감염(일본뇌염, 말라리아 등), 개달물 전파(장티푸스, 이질 등)가 있다. 감염경로는 감염원으로부터 감수성 보유자에게 병원체가 운반되는 경로, 즉 과정을 말한다. 감염경로로는 접촉전염(직접 및 간접 접촉), 공기전파(비말전파), 동물전파, 개달파(전파체)에 의한 경로가 있다.

(3) 감수성 숙주

감수성 숙주는 인체에 침입한 병원체에 대한 저항력이 낮은 상태를 의미한다. 숙주의 감수성이 높은 인구집단의 경우는 쉽게 감염병 유행이 되고, 숙주의 면역성이 높은 집단의 경우는 감염병이 차단된다.

The 알아보기

감수성(susceptibility)은 인체가 어떤 질병이 쉽게 걸리는 경향을 의미하며, 숙주에 침입한 병원체에 대해 감염이나 발병을 막을 수 없는 상태를 말한다. 일반적으로 면역력의 상대적 개념으로 사용한다.

02 감염병의 생성과정

감염병의 생성과정은 ❶ 병원체, ❷ 병원소, ❸ 병원소로부터의 병원체의 탈출, ❹ 전파, ❺ 새로운 숙주에 침입, ❻ 숙주의 감수성 등의 요소가 연쇄적으로 연결되어 이루어진다. 따라서 6개 요소 중에서 어느 한 단계라도 결여되거나 차단되면 감염병 생성은 이루어지지 않는다.

질병 발생의 3요소	감염병 생성의 6요소
병인	병원체, 병원소
환경	병원소로부터 병원체의 탈출, 전파, 새로운 숙주로의 침입
숙주	숙주의 감수성

1 병원체(causative agent)

감염병을 일으키는 병원체는 숙주에 기생하면서 질병을 발생시키는 미생물로 세균(박테리아), 바이러스, 리케차, 기생충, 진균 및 사상균으로 분류할 수 있으며, 병원체와 관련되는 주요 감염병의 종류는 다음과 같다.

❶ **세균, 박테리아**(bacteria): 콜레라, 장티푸스, 결핵, 백일해 디프테리아, 나병(한센병) 등(적정한 온도, 습도의 환경에서 급속하게 증식)

❷ **바이러스**(virus): 소아마비, 유행성 이하선염, 홍역, 폴리오, AIDS, 유행성 간염, 일본뇌염, 공수병(광견병) 등(전자현미경으로만 식별 가능한 아주 작은 크기로 세포 내에 기생)

❸ **리케차**(rickettsia) **또는 리케치아**: 발진티푸스, 발진열, 쯔쯔가무시증, 양충병 등(박테리아와 거의 비슷한 크기로 세포 내에 기생)

❹ **기생충**: 회충, 구충, 사상충, 유구조충, 이질, 말라리아, 이질 아메바, 간디스토마 등(동물성 기생체로 단세포와 다세포가 있음)

❺ **진균 또는 사상균**: 칸디다증, 버섯, 곰팡이, 효모(무좀, 피부질환)

✚ The 알아보기

병원체의 크기: 바이러스 〈 리케차 〈 박테리아(세균) 〈 진균, 사상균

2 병원소(reservoir)

병원소는 병원체가 생존 및 증식하면서 감수성 있는 숙주가 다른 숙주에게 전파될 수 있는 상태로 저장되어 있는 장소이자 동시에 영양소를 가지고 있다는 것이 병원소의 필수조건이다. 병원소의 종류에는 인간병원소, 동물병원소, 기타 병원소(토양, 물 등)가 있다.

(1) 인간병원소

인간병원소(human reservoir)에는 몸에 침입하였을 때 증상의 정도는 매우 다양하며 명확한 임상증상을 나타내는 유증상 감염자(환자)와 임상증상이 아주 미약한 무증상 감염자(subclinical Infection)와 보균자(carrier)등 세 가지가 있다.

❶ **유증상 감염자/환자**(patient): 병원체에 감염되어 뚜렷한 임상증상을 나타내는 사람으로 현성 감염자(apparent infection)라고도 하며, 역학적으로 질병에 감염되어 있는 것을 쉽게 인지할 수 있어 관리가 수월하다. 그러나 홍역의 경우는 현성 감염자만 감염원으로 작용하지만 감염성이 아주 강한 특징이 있다.

❷ **무증상 감염자**(Subclinical Infection): 숙주 내에 병원체가 침입은 하였으나 임상증상이 나타나지 않거나 임상증상이 가볍고 미미하여 인지되지 않은 환자로 불현성 감염자(inapparent Infection)라고도 하며, 면역학적이나 미생물학적 방법에 의해서만 검출이 가능하다.
감염병 관리에서 무증상 감염자를 간과하여 역학 관리에 많은 문제가 발생할 수 있으며, 무증상 감염자, 즉 불현성 감염자라도 현성 감염자와 마찬가지로 균을 배출하여 감염을 시킬 수 있기에 감염병 관리에서 매우 특별한 관심과 대책이 필요하다.
장티프스, 세균성 이질, 콜레라, 성홍열 등은 무증상 감염을 일으키는 질병이다.

❸ **보균자**(Carrier): 병원체를 체내에 가지고 있으면서 임상적인 증상이 없이 병균을 배출하여 감염원으로 작용하는 감염자이다. 보균자는 환자보다도 역학적으로 중요한 병원소가 되는 경우가 많기 때문에 감염병 관리상 매우 중요한 대상이다. 즉, 보균자는 별다른 증상 없이 자유로이 활동하고 주변 사람도 경계하지 않기 때문에 전파기회가 많고, 감염시킬 수 있는 영역이 매우 넓다. 또한 보균자의 수가 환자의 수보다 일반적으로 더 많아서 감염원으로 크게 작용할 수 있다.
보균상태에 따라 잠복기 보균자, 회복기 보균자, 건강 보균자가 있다.

건강 보균자	감염에 의한 증상이 없고 건강자와 다름이 없지만 병원체를 보유한 보균자	폴리오, 디프테리아, 일본뇌염
회복기 보균자	감염성 질병에 걸린 후 임상증상이 전부 소실되었는데도 불구하고 병원체를 계속 배출하는 보균자	디프테리아, 장티푸스, 파라티프스, 이질,
잠복기 보균자	임상증상이 나타나기 전인, 즉 발병 전 보균자로서 잠복기간 중에 병원체를 배출하는 보균자	디프테리아, 홍역, 유행성 이하선염, 폴리오, 백일해

(2) 동물병원소

동물이 병원체를 보유하고 있어 인간 숙주에게 전염시키는 감염원을 동물병원소(animal reservoir)라고 한다. 동물과 사람 간에 상호 전파되는 병원체에 의해 감염되기 때문에 인수공통 감염병(zoonosis)이라도 하며, 해당되는 동물과 감염병은 다음과 같다.

❶ 소: 결핵, 탄저, 파상열(brucellosis), 살모넬라증

❷ 돼지: 일본뇌염, 파상열, 탄저, 살모넬라증

❸ 개: 광견병(rabies), 톡소플라스마증

❹ 양: 탄저, 파상열

❺ 쥐: 페스트, 쯔쯔가무시병, 발진열, 렙토스피라증

(3) 토양

토양(흙)은 진균류의 병원소이다. 파상풍을 발생시키는 진균과 혐기성균이 흙과 먼지에 존재한다. 무생물이면서 병원소 역할을 한다.

3 병원소로부터 병원체의 탈출(escape from reservoir)

병원소로부터 병원체가 탈출하면서부터 감염병의 전파가 시작한다. 탈출하는 경로는 병원체의 종류 및 숙주의 기생부위에 따라 다음과 같이 분류한다.

❶ 호흡기 계통으로 탈출

호흡기 감염병으로 코, 비강, 기도, 기관지, 폐 등에서 증식한 병원체가 호흡, 대화, 기침, 재채기 등을 통해 멀리까지 전파된다. 폐결핵, 폐렴, 백일해, 홍역, 수두, 천연두 등의 감염병이 이에 해당된다.

❷ 소화기 계통으로 탈출

위장관을 통한 탈출로 소화기 계통 감염병이나 기생충 질환의 경우에 분변이나 토사(구토)물을 통해 병원체가 탈출한다. 이질, 콜레라, 장티푸스, 간디스토마, 파라티푸스, 폴리오 등이 있다.

❸ 비뇨 생식기관으로 탈출

소변이나 성기 분비물에 의한 탈출로 임질, 매독 등이 있다.

❹ 개방 병소로 직접 탈출

신체 표면의 농양, 피부병 등의 상처부위에서 병원체가 직접 창출하는 경우로 나병이 여기에 속한다.

❺ 기계적 탈출

흡혈성 곤충인 이, 벼룩, 모기 등의 흡혈과 주사기를 통한 탈출로 혈액 속의 병원체가 몸 밖으로 나와 전파된다. AIDS, 간염, 발진티푸스, 발진열, 말라리아 등이 있다.

4 전파

병원소에서 탈출한 병원체가 새로운 숙주까지 운반되는 전파 수단은 직접전파와 간접전파로 구분된다.

직접전파	직접 접촉 전염	피부 접촉,
	공기전파	먼지, 비말핵
간접전파	활성 매개체전파	절족동물(파리, 모기, 벼룩), 중간숙주
		조개류, 담수어
	비활성 매개체전파	물, 식품, 우유, 토양, 생필품 등

(1) 직접전파(direct transmission)

직접전파는 성병, 나병, 피부질환 등과 같은 환자로부터 탈출한 병원체가 전파체의 중간역할 없이 감수성 보유자에게 직접 전파함으로써 전염이 성립되는 경우를 말하며, 직접 신체 접촉 등을 통해 감수성 보유자에게 직접 전파하는 것을 의미한다. 직접전파(직접 접촉 전염) 또는 단순 접촉 전염에는 직접 피부 접촉을 통한 전염과 기침, 재채기, 대화할 때 입에서 나오는 비말에 의해 전파되는 공기전파가 있다.

(2) 간접전파(indirect transmission)

간접전파는 감염환자로부터 탈출한 병원체가 매개체를 통해 전파되어 감염이 성립되는 것을 의미한다. 간접전파의 성립조건은 병원체를 옮길 수 있는 매개체가 존재하여야 하고, 병원체가 탈출하여 일정 시점까지 생존이 가능해야 된다. 매개체의 종류에 따라 활성 매개체와 비활성 매개체로 구분된다.

❶ 활성 매개체전파

매개 역할을 하는 흡혈곤충(파리, 모기, 벼룩)의 매개에 의해 전파되는 경우와 조개류나 담수어의 매개에 의하여 전파되는 것을 활성 매개체전파라 한다. 활성 매개체전파는 매개 곤충이 살기에 적당한 계절이나 기온의 제한이 있어 전파범위가 지역적, 계절적으로 한정되는 특징이 있다.

❷ 비활성 매개체전파

비활성 매개체전파는 병원체를 전파하는 매개체가 무생물인 경우이다. 물, 식품, 공기, 토양, 생필품, 우유, 수건, 침구, 식기, 서적 등 다양한 비활성 매개체가 있으며, 이를 개달물(formites)이라고도 한다. 개달물에 의한 전파를 개달물 감염으로 특정하기도 하며, 매개물 감염의 대표적인 예로는 트라코마가 있다.

❸ 공기전파(airborne transmission)

비말전파로서 재채기, 기침, 대화할 때 전염원인 환자의 입과 코에서 비산한 비말의 수분을 증발하면 그 미소잔류물이 공기 중에 부유한다. 이것을 흡입함으로써 성립되는 경우를 공기전파라고 한다.

공기전파에는 토양이나 생활환경으로부터 비산된 오염먼지이며, 이 비말핵이 감수성 부유자의 흡기에 의해서 폐 등에 들어가서 감염이 성립되는 전파를 비말전파라고 하며, 대화 중에 배출되는 포말에 의한 전파를 포말전파라고 한다(결핵, 앵무새병, 브루셀라병, 히스토플라즈마병 등).

❹ 절지동물에 의한 전파

절지동물에 의한 전파에는 기계적 전파와 생물학적 전파가 있다. 병원체의 변화없이 그대로 전파되는 것을 의미하며, 생물학적 전파는 매개곤충 내에서 일정기간 동안 발육 또는 증식 후 전파된다. 생물학적 전파의 종류에는 증식형, 발육형, 발육증식형, 경란형 전파가 있다.

5 새로운 숙주로의 침입

병원체가 새로운 숙주로 침입하는 경로는 병원체마다 정해져 있으며, 대체로 병원소에서 탈출하는 경로와 대부분 일치한다. 호흡기계 감염병은 호흡기계로 탈출하여 호흡기계로 침입하고, 소화기계 감염병도 소화기계로 탈출하여 소화기계로 침입한다.

잠복기(incubation period)는 병원체가 몸 안으로 들어가서 증상을 나타내기까지의 기간을 말하며, 감염기간(period of communicability)은 감염되어 일정기간 증식 후 배출 초기부터 보균상태가 끝나 전염이 끝날 때까지의 기간을, 세대기(generation time)는 감염 시작부터 균 배출이 가장 높은 시점까지의 기간을 말한다.

다음의 표는 침입경로별 전염병의 종류와 전파체를 설명하고 있다.

병원체	호흡기계	소화기계	성기점막	피부점막
바이러스	두창(천연두, 마마), 홍역, 유행성 이하선염, 인플루엔자	폴리오, 전염성 간염(A형)	AIDS	트라코마, 일본뇌염
리케차				발진티푸스
박테리아(세균)	핵, 나병, 디프테리아, 성홍열, 수막구균성 수막염, 백일해, 폐렴	콜레라, 장티프스, 파라티프스, 식중독, 영아설사증, 파상열	매독, 임질, 연성하감	페스트, 파상풍, 야토병
기타		이질(세균, 바이러스)		

6 숙주의 감수성과 면역성

숙주의 체내에 병원체가 침입하면 반드시 감염되거나 발병되는 것은 아니다. 숙주가 감수성 상태에 있을 때 감염 혹은 발병이 된다. 숙주가 저항성과 면역성을 가지고 있으면 감염 시에도 발병되지 않는다.

병원체가 숙주 체내에 침입하였을 때의 방어 작용을 저항력(resistance)이라고 하며, 저항력이 충분히 클 때 면역이라고 한다. 절대적인 방어를 할 수 있는 힘이 되며, 침입한 병원체에 대항하여 감염 또는 발병을 막을 수 있는 능력에 미치지 못하는 방어력 상태를 감수성(susceptibility)이라고 한다.

미감염자의 체내에 병원체가 침입하였을 때 100% 발병하지 않고 두창이나 홍역의 경우는 95%는 발병하고, 나머지 5%는 발병하지 않는데 이를 선척면역과 관련해 설명하기도 한다.

(1) 감수성 지수

숙주에 침입한 병원체에 대항하여 감염 혹은 발병을 저지할 수 없는 상태를 '감수성이 있다'고 표현한다.

고트슈타인(Gottstein)은 접촉에 의하여 전파되는 급성 호흡기계 감염병(두창, 홍역)의 경우 약 5% 정도의 사람은 발병하지 않는 점에 주목하여 '감수성 지수'(접촉감염지수)로 설명하였다.

드루더(De Rudder)는 이를 더욱 발전시켜 %로 수치화하여, 두창 95%, 홍역 95%, 백일해 60~80%,

성홍열 40%, 디프테리아 10%, 폴리오(소아마비) 0.1% 이하로 표시하였다.

(2) 면역성

면역은 일반적으로 후천적으로 획득하는 면역을 의미하지만 선천적으로 지니고 있는 저항력을 선천면역이라고 한다. 면역성이란 병원체의 침입에 대한 절대적인 방어작용을 의미하는 것으로 특정 병원체나 독소에 대한 저항력을 가지는 상태이다. 특히 저항력이 충분히 클 때 면역이라고 한다. 면역은 선천적 면역과 후천적 면역으로 구분한다.

선천면역	종, 종족, 개인 특이성		
후천면역	능동면역	자연 능동면역	전염병 감염에 의해 형성된 면역
		인공 능동면역	예방 접종의 결과로 획득된 면역
	수동면역	자연 수동면역	모체로부터 받아서 획득한 면역
		인공 수동면역	면역 혈청주사에 의해 획득된 면역

❶ 선천면역(inherent immunity, natural immunity)

선천면역은 태어날 때부터 부모로부터 물려받은 자연면역으로 인종이나 종족간의 차이가 있으며, 개인간에도 차이가 있다.

❷ 후천면역(acquired immunity)

후천면역은 특정 질병에 감염된 이후나 예방접종 등에 의해 후천적으로 획득하는 면역을 말한다. 후천면역은 능동면역과 수동면역으로 구분한다.

㉠ 능동면역(active immunity)

능동면역은 병원체 혹은 독소에 의해서 생체의 세포가 스스로 활동하여 생기는 면역으로, 어떤 항원의 자극에 의해서 항체가 형성된 것을 말한다.

숙주 스스로가 활동하면서 면역체를 형성하여 면역력을 지닌 것으로 어떤 항원(antigen)의 자극에 의해 항체가 형성되는 것으로, 항원(면역원)이란 생체 내에 들어가서 항체를 생산하는 물질로 백신(vaccine)은 생균이나 사균 모두가 항원으로 작용할 수 있다.

능동면역에는 자연 능동면역과 인공 능동면역이 있다.

- 자연 능동면역(natural active immunity): 각종 감염병 감염 후 자연적으로 획득된 면역으로 감염병의 종류에 따라 면역의 효력과 지속기간이 상이하다.

질병 감염 후 영구면역이 잘 되는 질병	두창, 홍역, 수두, 유행성 이하선염, 발진티프스, 장티푸스
무증상(불현성) 감염 후 영구면역이 잘 되는 질병	일본뇌염, 폴리오
감염 후에도 약한 면역만 형성되는 질병	디프테리아, 폐렴, 인플루엔자, 수막구균성 수막염, 이질
감염면역만 형성되는 질병	매독, 임질, 말라리아

- 인공 능동면역(artificial active immunity): 생균백신, 사균백신 및 순화독소를 사용해서 인위적으로 항원을 체내에 투입하여 항체가 생성되도록 하는 면역을 획득한 것을 말한다.

생균백신	두창, 탄저, 광견병, 결핵, 황열, 풍진, 볼거리
사균백신	장티푸스, 파라티푸스, 콜레라, 백일해, 일본뇌염, 폴리오
순화독소	디프테리아, 파상풍

ⓛ 수동면역(passive immunity, 파동면역)

다른 숙주에 의해 형성된 면역체를 받아서 면역력을 획득한 것으로 자연 수동면역과 인공 수동면역으로 구분한다. 수동면역은 능동면역에 비하여 면역효력이 빨리 나타나기도 하지만 효력의 지속기간은 2~4주 정도만 유지된다.

- 자연 수동면역: 태아가 모체로부터 태반을 통해서 항체를 받거나 생후에 모유 수유를 통해 항체를 받는 방법이다. 디프테리아, 폴리오 등이 있다

- 인공 수동면역: 면역혈청, 감마글로불린, 회복기혈청 등을 주사하여 항체를 얻는 방법이다. 파상풍 항독소, B형 간염, 글로불린 등이 있다.

03 감염병의 유형

1 감염병 유행 조사의 목적

감염병의 유행은 특정 집단에서 평상시보다 많은 수의 환자가 발생된 것을 말한다. 유행조사는 감염병의 발생과정을 역학적으로 규명하고, 향후 발생가능성이 있는 감염병의 조기 발견을 위한 예방 관리를 할 수 있도록 하는데 목적이 있다.
이것이 감염병 관리 대책에 매우 중요한 일이며, 유행의 조사는 발생과정을 역학적으로 규명하고, 이에 대한 효율적인 관리를 할 수 있도록 하는데 목적이 있다.

2 감염병 유행의 유형

감염병 유행의 양상에 따라 공동매개체 유행(공통경로전파)과 진행성 유행(연쇄전파) 등이 있다.

(1) 공통매개체 유행(common vehicle epidemic)

공동매개체 유행은 다수의 사람이 사용하는 공동매개체(물, 음식, 우유 등의 식품)를 통해서 질병이 발생하는 것을 말한다. 단순노출 전파와 복수노출 전파로 구분할 수 있다.

❶ 단순노출 전파(single exposure, point source epidemic)

단순노출 전파는 식중독과 같이 많은 사람이 동시에 감염되는 경우로서 특정 지역이나 특정 집단에서 발병한다. 감염된 사람이 2차 감염원으로 작용하지 않는 것이 특징이다.

❷ 복수노출 전파

복수노출 전파는 세균에 오염된 식수를 섭취한 많은 사람이 지속적으로 감염되는 경우를 의미한다. 수인성 감염병의 역학적 특성은 다음과 같다.

㉠ 환자의 발생이 폭발적이어서 2~3일 내에 환자 발생이 급증한다.
㉡ 환자 발생은 급수지역 내에 한정되어 있고, 급수원에 오염원이 있다.
㉢ 연령, 성별, 직업 등의 차이에 따라 이환율의 차이가 없다.
㉣ 이환율과 치명률이 낮은 것이 보통이며, 2차 감염자가 적다.
㉤ 계절과 관계가 없이 발생하고 가족 집적성(aggregation)은 일반적으로 낮다(집적성: 가족을 단위로 해서 어떤 질병이 높은 비율의 빈도로 관찰되는 것(생활환경, 습관공유)).

우유로 인한 감염병의 경우는 환자 발생 지역이 우유배달지역과 동일하고, 잠복기가 비교적 짧으며, 발병률과 치명률이 높은 것이 수인성 감염병과의 차이점이다.

ⓗ 이환률이란 일정 기간 내에서 이환자수의 특정 인구에 대한 비율, 즉 어떤 일정한 기간 내에 발생한 환자의 수를 인구당의 비율로 나타낸 것으로, 사망률과 동시에 집단의 건강지표로서 중요하며, 기간은 1년으로 하는 경우가 많다.

(2) 진행성 유행(propagated epidemic, 연쇄전파)

진행성 유행은 환자가 새로운 환자를 연쇄적으로 발생시키는 전파 형식이다. 즉, 감염균이 한 숙주로부터 다른 숙주로 계속 전파되는 경우로 환자가 새로운 환자를 발생시키는 전파 형식이다.
발병 초기에는 환자수가 점차 증가하지만 감수성이 있는 사람의 수가 적정 수준으로 떨어지면 환자 발생이 점진적으로 감소하는 것이 특징이다.

04 감염병 관리 대책

1 감염병의 관리방법

감염병의 관리는 감염병 생성과정의 6요소(병원체, 병원소, 병원소로부터 탈출, 전파, 새로운 숙주로의 침입, 숙주의 감수성) 중 어느 한 요소만을 제거 혹은 차단하여도 감염병이 발생할 수 없게 된다. 다만 어느 요소를 관리할 것인가의 문제는 감염병의 종류와 성격에 따라 결정하여야 한다. 일반적으로 감염병 관리의 접근 방안은 세 가지 정도로 요약된다.

❶ 전파 예방 대책(감염원 및 감염 경로 대책)

❷ 숙주 대책(감염방지 및 면역증강)

❸ 예방되지 못한 환자 대책(제도적인 대책)

(1) 전파예방 대책

전파예방은 병원소를 제거하고 병원소로부터 병원체의 탈출이 발생되지 않도록 감염병의 전파를 막는 일련의 활동을 의미한다. 환경위생적 측면에서 관리하는 방법이 가장 효율적이다.

❶ 병원소 관리

감염된 사람이나 동물을 집단에서 격리시켜 다른 사람에게 전파되지 못하도록 관리한다.
격리기간은 감염병 환자의 경우는 완치될 때까지 격리하고, 감염 의심환자는 병원체를 배출하지 않을 때까지 격리한다.

❷ 전파과정 단절

전파과정을 차단하기 위해 환경요소를 개선하는 것도 주요한 방법이다. 하수 및 폐기물 관리, 식품의 관리, 구충·구서 등 매개동물의 관리 및 소독을 하는 등의 환경위생 관리를 함으로써 효과를 얻을 수 있다.

❸ 중요 감염병 집중 관리(법정 감염병)

우리나라에서는 사회적 파급력이 큰 감염병에 걸린 환자를 격리·수용하고 적절한 방역 조치를 해야 할 필요성이 있는 감염병을 "감염병의 예방 및 관리에 관한 법률"에서 감염병을 법정 감염병으로 지정하여 관리하고 있다.

(2) 숙주 대책

숙주의 질병에 대한 면역을 증강시키기 위하여 예방접종을 실시하거나, 면역혈청 등을 접종하기도 한다. 또한 말라리아 결핵, 임질, 매독 등과 같은 질병의 면역성을 강화하기 위해 화학약품이나 항생제를 투여하여 예방하는 방법도 있다. 근본적으로는 숙주의 건강 자체를 증강시킬 수 있는 영양 관리, 운동, 휴식 등의 밸런스 관리가 중요하다.

연령	국가 예방 접종 대상 감염병
0~1주	B형 간염(1차) 항체가 생기지 않아 재접종해야 함(0, 1, 6개월)
0~4주	결핵(BCG) 생후 4주 이내 반드시 해야 함
1개월	B형 간염(2차)
2~6개월	디프테리아/파상풍/백일해(DTaP 1차, 2차, 3차, 생후 2, 4, 6개월), B형 간염(3차) 폴리오(2, 4, 6개월) 1, 2, 3차
12~15개월	역/유행성이하선염/풍진(MMR 접종), A형 간염(1차), 수두 (물집, 가려움, 전염성 강함), 추가 접종 1회(4-6세)
18개월	A형 간염(2차), 디프테리아/파상풍/백일해(DTaP 4차)
1~2세	일본뇌염(1~2주 간격으로 2회)
4~6세	B형 헤모필루스 인플루엔자(독감예방접종), 폴리오(소아마비) 4차 추가접종, 디프테리아 추가접종, MMR(홍역, 볼거리, 풍진) 추가 접종

(3) 예방되지 못한 환자에 대한 대책

전파방지와 면역증강 대책에도 불구하고 예방되지 못하는 경우에 대한 대책으로는 국가에서 제도적으로 관리가 필요하다. 의료시설의 확충, 진단시설의 제도화, 지속적인 보건교육 실시 등 국가 차원의 관리가 필수적이다. 조기진단, 조기치료로 경과를 가볍게 하며, 2차 전파예방에 관심을 두어야 한다. 특히 환자 추후 관리를 철저히 하여야 한다.

2 감염병 관리

우리나라 '감염병의 예방 및 관리에 관한 법률'에서 감염병을 제1급 감염병, 제2급 감염병, 제3급 감염병, 제4급 감염병, 기생충 감염병, 세계보건기구 감시대상 감염병, 생물테러 감염병, 성매개 감염병, 인수(人獸)공통 감염병 및 의료관련 감염병으로 분류하고 있다.

구분	감염병 종류	격리 수준	신고시기
1급 (17종)	에볼라바이러스병, 마버그열, 라싸열, 크리미안 콩고출혈열, 남아메리카출혈열, 리프트밸리열, 두창, 페스트, 탄저, 보툴리눔독소증, 야토병, 신종 감염병증후군, 중증급성호흡기증후군(SARS), 중동호흡기증후군(MERS), 동물인플루엔자 인체감염증, 신종인플루엔자, 디프테리아	음압 격리 필요	발생 및 유행 즉시 신고
2급 (21종)	결핵, 수두, 홍역, 콜레라, 장티푸스, 파라티푸스, 세균성이질, 장출혈성대장균감염증, A형 간염, 백일해, 유행성이하선염, 폴리오, 수막구균 감염증, B형 헤모필루스엔풀르엔자, 폐렴구균 감염증, 한센병, 성홍열, 반코마이신내성황색포도알균(VRSA) 감염증, 카바페넴내성장내세균속균종(CRE) 감염증, E형 감염	격리 필요	24시간 이내 신고
3급 (26종)	파상풍 ,B형 간엄, 일본뇌염,C형 간염, 말라리아, 레지오넬라증, 비브리오패혈증, 발진티푸스, 발진열, 쯔쯔가무시증, 렙토스피라증, 브루셀라증, 공수병, 신증후군출혈열, 후천성면역결핍증(AIDS), 크로이츠펠트-야콥병(CJD) 및 변종크로이츠펠트-야콥병(vCJD), 황열, 뎅기열, 코열, 웨스트나일열, 라임병, 진드기매개뇌염, 유비저, 치쿤구니야열, 중증열성혈소판감소증후군(SFTS), 지카바이러스 감염증	계속 감시 필요	24시간 이내 신고
4급 (23종)	인플루엔자, 매독, 회충증, 편충증, 요충증, 간흡충증, 수족구병, 임질, 클라미디아 감염증, 연성하감, 성기단순 포진, 첨규콘딜롬, 반코마이신 내성장알균(VRE) 감염증, 다제내성녹농균(MRPA) 감염증, 제내성아시네토박터바우마니균(,MRAB) 감염증, 장관감염증, 급성호흡기감염증, 해외유입기생충감염증, 엔테로바이러스 감염증, 사람유두바이러스 감염증	표본 감시	7일 이내 신고

* **음압:** 공기는 기압이 높은 곳에서 낮은 곳으로 이동하는데 대기를 기준으로 대기압보다 높으면 양압, 낮은면 음압이라고 한다. 즉, 방 안의 기압을 음압으로 함으로써 외부로 세균이 빠져나가는 것을 방지하는 것이다. 대개의 전염병은 음압을 유지하게 되는데 결핵이나 수두, 홍역 등 접촉이나 비말로 감염이 될 수 있는 질병들, 방밖이 1기압이라면 방안은 0.7~0.8기압을 유지하게 해서 외부로부터 공기가 들어올 수 있어도 안의 공기가 밖으로 나갈 수 없게 만드는 것이다.
즉, 음압격리병실은 병실 공기가 밖으로 나가지 않도록 1기압보다 낮게(0.7~0.8기압) 유지하는 것이다. 양압 격리병실은 바깥 공기가 병실로 들어오지 않도록 1기압보다 높게(1.1~1.2기압) 유지하는 것이다.

(1) 제1급 감염병(17종)

제1급 감염병은 마시는 물 또는 식품을 매개로 발생하고 집단 발생의 우려가 커서 발생 또는 유행 즉시 방역대책을 수립하여야 하는 감염병으로서, 생물테러감염병 또는 치명률이 높거나 집단 발생의 우려가 커서 발생 또는 유행 즉시 신고하여야 하고, 음압 격리와 같은 높은 수준의 격리가 필요한 감염병이다.
추가적으로 갑작스러운 국내 유입 또는 유행이 예견되어 긴급한 예방 · 관리가 필요하여 보건복지부장관이 지정하는 감염병을 포함한다.

❶ 에볼라바이러스병, ❷ 마버그열, ❸ 라싸열, ❹ 크리미안콩고출혈열, ❺ 남아메리카출혈열,

❻ 리프트밸리열, ❼ 두창, ❽ 페스트, ❾ 탄저, ❿ 보툴리눔독소증, ⓫ 야토병, ⓬ 신종감염병증후군, ⓭ 중증급성호흡기증후군(SARS), ⓮ 중동호흡기증후군(MERS), ⓯ 동물인플루엔자 인체감염증, ⓰ 신종인플루엔자, ⓱디프테리아.

(2) 제2급 감염병(21종)

예방접종을 통하여 예방 및 관리가 가능하며 국가예방접종사업의 대상이 되는 감염병이다.
제2급 감염병은 전파가능성을 고려하여 발생 또는 유행 시 24시간 이내에 신고하여야 하고, 격리가 필요한 다음 각 목의 감염병을 말한다. 다만, 갑작스러운 국내 유입 또는 유행이 예견되어 긴급한 예방·관리가 필요하여 보건복지부장관이 지정하는 감염병을 포함한다.

❶ 결핵(結核), ❷ 수두(水痘), ❸ 홍역(紅疫), ❹ 콜레라, ❺ 장티푸스, ❻ 파라티푸스, ❼ 세균성이질, ❽ 장출혈성대장균감염증, ❾ A형 간염, ❿ 백일해(百日咳), ⓫ 유행성이하선염(流行性耳下腺炎), ⓬ 풍진(風疹), ⓭ 폴리오, ⓮ 수막구균 감염증, ⓯ B형 헤모필루스인플루엔자, ⓰ 폐렴구균 감염증, ⓱ 한센병, ⓲ 성홍열, ⓳ 반코마이신내성황색포도알균(VRSA) 감염증, ⓴ 카바페넴내성장내세균속균종(CRE) 감염증, ㉑ E형 감염.

(3) 제3급 감염병(26종)

제3급 감염병은 간헐적으로 유행할 가능성이 있어 계속 그 발생을 감시하고 방역 대책의 수립이 필요한 감염병으로 발생 또는 유행 시 24시간 이내에 신고하여야 하는 다음 각 목의 감염병을 말한다. 다만, 갑작스러운 국내 유입 또는 유행이 예견되어 긴급한 예방·관리가 필요하여 보건복지부장관이 지정하는 감염병을 포함한다.

❶ 파상풍(破傷風), ❷ B형 간염, ❸ 일본뇌염, ❹ C형 간염, ❺ 말라리아, ❻ 레지오넬라증, ❼ 비브리오패혈증, ❽ 발진티푸스, ❾ 발진열(發疹熱), ❿ 쯔쯔가무시증, ⓫ 렙토스피라증, ⓬ 브루셀라증, ⓭ 공수병(恐水病), ⓮ 신증후군출혈열(腎症侯群出血熱), ⓯ 후천성면역결핍증(AIDS), ⓰ 크로이츠펠트-야콥병(CJD) 및 변종크로이츠펠트-야콥병(vCJD), ⓱ 황열, ⓲ 뎅기열, ⓳ 큐열(Q熱), ⓴ 웨스트나일열, ㉑ 라임병, ㉒ 진드기매개뇌염, ㉓ 유비저(類鼻疽), ㉔ 치쿤구니야열, ㉕ 중증열성혈소판감소증후군(SFTS), ㉖ 지카바이러스 감염증.

(4) 제4급 감염병(23종)

국내에서 새롭게 발생하였거나 발생할 우려가 있고 국내 유입이 우려되는 해외 유형 감염병으로, 보건복지부령으로 정하는 감염병인 제4급 감염병은 제1급 감염병부터 제3급 감염병까지의 감염병 외에 유행 여부를 조사하기 위하여 표본감시 활동이 필요한 다음 각 항목의 감염병을 말한다.

❶ 인플루엔자, ❷ 매독(梅毒), ❸ 회충증, ❹ 편충증, ❺ 요충증, ❻ 간흡충증, ❼ 폐흡충증, ❽ 장흡충증, ❾ 수족구병, ❿ 임질, ⓫ 클라미디아감염증, ⓬ 연성하감, ⓭ 성기단순포진, ⓮ 첨규콘딜롬, ⓯ 반코마이신내성장알균(VRE) 감염증, ⓰ 메티실린내성황색포도알균(MRSA) 감염증, ⓱ 다제내성녹농균(MRPA) 감염증, ⓲ 다제내성아시네토박터바우마니균(MRAB) 감염증, ⓳ 장관감염증, ⓴ 급성호흡기감염증, ㉑ 해외유입기생충감염증, ㉒ 엔테로바이러스감염증, ㉓ 사람유두종바이러스 감염증.

(5) 기생충 감염병

기생충 감염병은 기생충에 감염되어 발생하는 감염병 중 보건복지부장관이 고시하는 감염병을 말하며, 정기적인 조사를 통한 감시가 필요하여 보건복지부령으로 정하는 감염병으로, 회충증, 편충증, 요충증, 간흡충증, 폐흡충층, 장흡충증 등을 말한다.

(6) 세계보건기구 감시대상 감염병

세계보건기구 감시대상 감염병은 세계보건기구가 국제공중보건의 비상사태에 대비하기 위하여 감시대상으로 정한 질환으로서 보건복지부장관이 고시하는 감염병을 말한다.

(7) 생물테러 감염병

생물테러 감염병은 고의 또는 테러 등을 목적으로 이용된 병원체에 의하여 발생된 감염병 중 보건복지부장관이 고시하는 감염병을 말한다.

(8) 성매개 감염병

성매개 감염병은 성 접촉을 통하여 전파되는 감염병 중 보건복지부장관이 고시하는 감염병을 말한다.

(9) 인수공통 감염병

인수공통감염병은 동물과 사람 간에 서로 전파되는 병원체에 의하여 발생되는 감염병 중 보건복지부장관이 고시하는 감염병을 말한다.
장출혈대장성 감염증, 일본뇌염, 브루셀라증, 탄저, 공수병, 동물인플루엔자 인체감염증, 중증급성호흡기증후군(SARS), 변종크로이츠펠트-야콥병(vCJD), 큐열, 결핵 등이다.

(10) 의료관련 감염병

의료관련 감염병은 환자나 임산부 등이 의료행위를 적용받는 과정에서 발생한 감염병으로서 감시활동이 필요하여 보건복지부장관이 고시하는 감염병을 말한다.

의사 또는 한의사가 감염병환자 등(감염병환자, 의사환자, 병원체보유자)을 진단하였으나 그 감염체를 검안하였을 때는 질병관리청장 또는 관할보건소장에게 신고하여야 한다.

✚ The 알아보기

감염병 예방 및 관리에 관한 법률(시행 2020.1.1)

	변경 전(~2019년)	변경 후(2020년~)
분류 기준	감염병의 감염 경로와 질환별 특성에 따라 군(群)별로 분류	감염병의 심각도, 전파력, 격리 수준, 신고시기 등을 기준으로 급(級)별로 분류
분류	제 1군~제 5군	제 1급~제 4급
신고자	의사, 한의사, 군의관, 의료기관의 장	의사, 한의사, 치과의사, 군의관, 의료기관의 장
신규 추가		감염병 발생 또는 유행 시 ① 컨트롤 타워 역할을 수행할 수 있는 긴급상황실 설치 운영 ② 감염병 환자 및 접촉자 격리시설 지정

04

CHAPTER

급성/만성 감염성 질환 관리

· 학습활동 ·

주요 학습활동(토론, 과제, 퀴즈 등)을 잊지 않도록 작성해두세요.

01 급성 / 만성 감염병 관리(개괄)

감염병은 크게 급성 감염병과 만성 감염병으로 구분한다.

급성 감염병은 발생률이 높고, 유병률이 낮은 것이 특성이며, 만성 감염병은 발생률이 낮고 유병률이 높은 특성을 갖고 있다.

급성 감염병은 인체 침입 형태에 따라 소화기계통, 호흡기계통, 피부점막기계통 침입으로 나눌 수 있으며, 소화기계는 식품이나 물로 인한 경구로 침입, 호흡기계는 공기를 통하여, 피부점막기계통은 매개곤충에 의하여 주로 전파되는 양상을 보인다.

병원체의 구분에 의하여 세균성, 바이러스성, 리카치성, 원생동물성으로 분류할 수 있는데, 이러한 경우는 소화기계, 호흡기계, 절지동물매개와 동물매개 감염병으로 나누어 설명한다.

만성 감염병은 결핵, 나병(한센병), 성질환, B형 간염, AIDS, 트라코마 등이 있다.

구분	침입 형태	감염병 종류
급성 감염병	소화기계	콜레라, 장티푸스, 세균성이질, 폴리오, 파라티푸스, 장출혈성대장균감염증, 유행성 간염(A형 간염, 감염성 간염) 등
	호흡기계	디프테리아, 백일해, 홍역, 두창, 성홍열, 유행성이하선염(볼거리), 풍진, 인플루엔자, 수두, 중증급성호흡기증후군(SARS), 신종인플루엔자, 중동호흡기증후군(MERS) 등
	절지동물매개	페스트(흑사병), 발진티푸스, 말라리아, 유행성 일본뇌염, 쯔쯔가무시병, 지카바이러스감염증, 신증후군(or 유행성) 출혈열 등
	동물매개	장출혈성 대장균 감염증, 브루셀라증(파상열), 탄저, 공수병(광견병), 조류인플루엔자 인체 감염증, 크로이츠펠트-야콥병 및 변종 야콥병, 렙토스피라증 등
만성 감염병	-	결핵, 한센병(나병), 성병(매독, 임질, 질트로코모나스), 아급성감염병분리(B형 간염, 후천성면역결핍증(AIDS), 트라코마) 등

02 소화기계 감염병

소화기계 감염병은 환자나 보균자의 분변으로 배설된 병원체가 음식물이나 물(식수)을 오염시켜 경구적으로 침입되어 감염이 성립되는 수인성 감염병을 말한다.
경구(입을 통한 음식의 이동)를 통한 소화기계 감염병에는 콜레라, 장티푸스, 파라티푸스, 세균성이질, 장출혈성대장균 감염증, 폴리오, 유행성 간염 등이 있다.

1 콜레라

콜레라는 위경련과 의식불명상태를 동반하는 전신증상을 보이며, 보통은 열이 없는 것이 특징이다. 콜레라는 잠복기가 지난 후 과다한 물 설사 또는 쌀뜨물 같은 설사가 갑자기 시작되며, 구토, 심한 발열, 복부통증, 심한 설사로 인한 탈수증상, 허탈, 불안 등의 증세를 일으켜 적절한 치료를 하지 않으면 사망할 수 있다.
인도, 방글라데시, 동남아 일대에 상재하고 있다.

❶ **병원체:** 비브리오 콜레라균

❷ **병원소 및 감염원:** 병원소는 환자이며 감염원은 환자의 배설물(분변, 구토물)이다.

❸ **전파:** 처음 유행은 오염된 물에 의해서 일어나고 그 후에는 식기, 손, 파리 등으로 오염된 식품, 음식물을 통해 일어난다. 장례식 등 많은 사람이 모이는 경우 제공되는 오염된 음식물을 통해 집단 발생이 일어날 수 있다. 잠복기는 대개 12~28시간이며, 최장 5일까지 지속되기도 한다.

❹ **감수성:** 전반적으로 높으며, 병이 회복된 후, 즉 유행이 지나가면 수년간 면역이 된다.

❺ **예방 대책:** 철저한 검역 관리와 신속한 보고 및 격리가 중요하며, 환자를 중심으로 소독과 분변 관리가 필요하다. 보건교육의 강화와 예방접종을 실시한다.

2 장티프스

전 세계적으로 분포되어 있으며 우리나라에서도 여름철에 수인성 감염병의 대표적인 질병이다. 임상증상으로는 지속적인 고열과 두통, 식욕감퇴, 서맥, 구토, 피부발진, 변비 등이 나타나는 급성 열성 전신질환 감염병이다. 잠복기는 1~3주이며, 보통 발병 1주일 후부터 회복기 내내 대소변으로 균을 배출하므로 환자는 발병 후 3개월까지 균을 배출하고, 2~5%는 영구보균자가 되며, 감염 부위는 장의 림프조직, 담낭 및 신장 등이다(서맥: 1분간의 맥박수가 60 이하인 경우).

❶ **병원체:** 티푸스균으로 아포(세포내형성소체) 및 협막(세균세포벽외측점액질층)이 없는 간상균이다.

❷ **병원소 및 감염원:** 병원소는 환자나 보균자이고, 감염원은 환자나 보균자의 대소변이다.

❸ **전파:** 환자나 보균자의 손이나 대소변을 통한 식품, 물 오염으로 인한 직접, 간접전파가 일어난다.

❹ **감수성:** 완쾌 후에 일반적으로 영구 면역을 갖지만 화학요법으로 치료된 환자는 영구면역을 얻기가 어렵다. 예방접종으로 질병을 감소시킬 수는 있으나 근절은 못한다.

❺ **예방 대책:** 환자의 격리 및 치료, 개인위생 관리, 보건교육 및 예방접종(DPT)을 강화한다.

3 세균성이질

주로 여름철에 많이 발생되며 고열과 구토, 경련, 두통, 설사를 동반한 급성세균성 질환이다.
혈액이 혼입된 혈변을 일으키며, 대장의 점막에 심한 궤양을 형성한다.

❶ **병원체:** 이질균(shigella species)으로 균에 따라 A, B, C, D아군으로 세분된다. A아군에 의한 질환이 가장 심하고, D아군의 경우 경증이며, 점액성 혈변이 없다.

❷ **병원소 및 감염원:** 병원소는 환자이고 감염원은 오염수 혹은 오염 음식물이다.

❸ **전파:** 분변, 손, 파리, 바퀴벌레 등을 통해 식품에 섞여 경구 침입되어 전염된다.

❹ **감수성:** 어린이가 감수성이 높으며, 질병 회복 후에 약간의 면역성만 획득된다.

❺ **예방 대책:** 장티푸스와 동일한 관리가 필요하며 예방접종은 실시되지 않는다. 배변 후 손씻기가 매우 중요하며, 예방접종 백신은 개발 시도는 하였으나 아직 유용한 백신은 없다.

4 폴리오

주로 소아에게 걸린다고 하여 소아마비라고도 하며, 중추신경계의 손상으로 영구적인 마비를 일으키는 급성 전염성 질환이다.
세계적으로 골고루 분포하며, 6~9월 늦은 여름과 초봄에 많이 발생하며, 현재 우리나라에서는 환자 발생이 거의 없다.

❶ **병원체:** 폴리오바이러스(Polio virus)로 I, II, III형의 3종이 있다. I형이 마비형 폴리오와 관계가 있다.

❷ **병원소 및 감염원:** 병원소는 환자 및 불현성 감염자이며 감염원은 호흡기계 분비물이나 분변이다.

❸ **전파:** 환자와의 직접접촉이나 비말감염으로 전파된다.

❹ **감수성:** 항체가 없으면 연령에 관계없이 감염되지만 통상 소아기에 면역을 획득한다.

❺ **예방 대책:** 예방접종이 가장 중요하며 효과도 확실하다. 예방접종은 생후 2개월에서 2개월 간격으로 3회 기본접종을 하고 추가접종은 생후 18개월에 실시한다.

5 파라티프스

장티푸스와 비슷한 증세를 보이나 기간이 짧고 증세가 미약하다. 위장염을 일으키기도 하여 식중독과 구별하기 힘든 경우도 있다.

❶ **병원체:** 살모넬라 파라티피(Salmonella paratyphi)로 A, B, C형이 있다.

❷ **병원소 및 감염원:** 병원소는 환자와 보균자이며, 감염원은 감염자의 대소변이다.

❸ **전파:** 환자나 보균자의 배설물에 오염된 식품에 의해 경구 침입된다.

❹ **감수성:** 감수성은 보편적이고 질병 완쾌 후에 수년간 면역성이 생긴다. 잠복기는 1~2주이지만 침입균량이 많을 때 1~10일에도 발병한다.

❺ **예방 대책:** 환자의 격리 및 치료, 개인위생 관리, 보건교육 및 예방 접종을 강화한다.

6 장출혈성 대장균 감염증

장출혈성 대장균에 의해 출혈성 장염을 일으키는 감염병으로 주로 6-9월에 걸쳐 발생한다. 오염된 식품, 특히 갈아 만든 쇠고기(햄버거)나 우유에 의해 경구 감염이 일어나고, 피부 접촉 등을 통해 사람에서 사람으로 직접 감염과 식수 등을 통한 수인성 감염도 발생한다. 주요 증상으로 발열, 구토, 복통, 수양성 설사 및 혈변이 나타난다.

❶ **병원체:** 시가독소(Shigatoxin, O-157)

❷ **병원소 및 감염원:** 소가 가장 중요한 병원소이며, 양, 염소, 돼지, 개, 닭 등 가금류에서도 발견된다.

❸ **전파:** 오염된 식수나 식품을 통해 감염되며 사람과 사람간의 전파도 중요한 전파경로이다.

❹ **감수성:** 대부분 후유증 없이 회복된다.

❺ **예방 대책:** 육류제품은 충분히 익혀서 먹고 야채류는 흐르는 물로 세척하여 먹어야 한다. 특히 소나 가금류 사육장에 대한 방역과 도축가공과정에 오염방지를 위한 관리가 필요하다.

7 유행성 간염(A형 간염)

어린이에게서 발견되는 급성간염으로 A형, B형, C형 등이 있다.
A형은 황달이라 불리며, 급성 형태로 나타난다. B형은 만성이며 C형은 급성과 만성 모두의 경과가 나타난다.
A형 간염은 바이러스가 보통 소화관을 경유해서 체내에 침입하여 A형 간염을 일으키며, 부적절하게 쓰레기 처리가 된 지역에 만연하고, 이 바이러스에 감염된 사람의 대소변으로 흘러나온다.

❶ **병원체:** A형 간염 바이러스

❷ **병원소 및 감염원:** 병원소는 환자이며, 감염원은 분변이다.

❸ **전파:** 환자의 분변을 통해 식품 등을 오염시켜 경구로 침입하거나 오염된 손에 의해 경구로 침입한다.

❹ **감수성:** 어린이가 감수성이 높으며, 회복 후에는 약간의 면역력이 생긴다.

❺ **예방 대책:** 환경위생 관리와 위생적인 식품 관리가 필요하다.

03 호흡기계 감염병

호흡기계 감염병은 환자나 보균자의 객담, 콧물, 대화나 재채기 등의 비말(droplet)에 의해 감염되는 직접전파와 비말핵(1-4um 직경의 물입자)이나 먼지에 의한 공기전파가 있다.
호흡기계 감염병은 소화기계통 감염병과 달리 환경 개선으로는 효과가 미미하고, 감염원 관리 및 예방 대책이 매우 중요하고 효과적이다.
호흡기계 각염병에는 디프테리아, 백일해, 홍역, 두창, 유행성이하선염, 중증급성호흡기증후군(SARS), 중동호흡기증후군(MERS), 풍진, 인플루엔자, 결핵 등이 있다.

1 디프테리아

인후, 코 등의 상피조직에 염증을 나타내며 심근과 신경조직에 장애를 일으키는 급성 감염병이다. 10세 이하의 어린이에게서 발생되는 소아성 질환이며, 우리나라는 5~32.8%로 호흡장애와 심장마비가 사망원인이다.

❶ **병원체:** 디프테리아균(Corynebacterium diphtheria)

❷ **병원소:** 병원소는 환자이고, 감염원은 보균자의 콧물, 분비물, 기침 등의 비말이다.

❸ **전파:** 비말이나 피부 상처 등을 통해 전파된다.

❹ **감수성:** 시크반응검사로 감수성 여부를 검사하며, 생후 6개월간 모체로부터 받은 면역이 유효하며, 완쾌 후에 약간의 면역성이 생긴다. 잠복기는 2~5일이다.

❺ **예방 대책:** 환자의 격리, 소독이 필요하며 DPT 백신 예방접종이 필요하다.

2 백일해

전 세계적으로 유행하고 있는 질병으로 계절적으로 겨울에서 봄까지 유행하는데, 4~7월에 많이 발생하며, 기관지나 모세기관지에 주병변이 생기고, 5세 이하의 어린이에게서 주로 발병하는 감염병으로 약 2주동안 격렬한 기침과 경련성 발작이 동반된다.
9세까지의 발생이 높고 1세 이하에는 치명률이 높다. 초기에는 감기와 비슷한 증상을 나타낸다. 잠복기는 1~2주이지만 침입균량이 많을 때 1~10일에도 발병한다.

❶ **병원체:** 헤모필루스 퍼투시스균(Hemophilus pertussis)

❷ **병원소:** 병원소는 환자이다.

❸ **전파:** 직접 접촉으로 감염되거나 오염된 먼지나 오염된 물품으로 전파된다.

❹ **감수성:** 보편적이고 완쾌 후에 수년간 면역성이 생긴다.

❺ **예방 대책:** 정해진 시기에 DPT 예방접종을 실시하고 환자의 배설물이나 오염된 물건은 소독이 필요하다.

3 홍역

법정 감염병 중 가장 빈번하게 많이 발생하는 감염병으로 세계 전 지역에서 거의 아이들에게만 발생하는 감염력이 가장 강한 감염병이다.
전염력이 높아 신체 접촉만으로도 쉽게 전파된다. 열과 전신에 발진이 생기며 합병증으로 귀의 염증, 폐렴이 생기기도 한다. 유행은 보통 주기적으로 1~5년 간격으로 유행하며, 계절적으로는 3~6월에 많이 발생한다. 일반적으로 1~2세에 많이 감염된다. 잠복기는 8~13일이다.

❶ **병원체:** 홍역(measle) 바이러스

❷ **병원소:** 병원소는 환자이며, 감염원은 환자의 기도 분비물이다.

❸ **전파:** 비말 감염 또는 환자와의 직접 접촉이나 오염된 물건을 통하여 전파되기도 한다.

❹ **감수성:** 신생아는 모체로부터 받은 면역으로 잠시 저항력이 있고, 완쾌 후에는 영구면역을 갖는다.

❺ **예방 대책:** 예방접종으로 대부분 면역이 된다.

4 두창

두창(smallpox)은 천연두 또는 마마라고도 한다.
1979년 전 세계적으로 근절되었다고 WHO에서 발표함에 따라 우리나라의 법정 감염병 및 검역 질병에서 제외되었으나, 2002년 생물학적 테러 위협에 대한 방역대책이 필요함에 따라 다시 감염병으로 지정되었다. 잠복기는 보통 12~14일이다.

❶ **병원체:** 두창바이러스(smallpox virus)

❷ **병원소:** 병원소는 환자이다.

❸ **전파:** 비말감염 또는 옷이나 침구류 등을 통해 주로 감염된다.

❹ **감수성:** 선천적 면역은 없고 회복 후에는 피부손상에 따른 흉터가 남는다.

❺ **예방 대책:** 예방접종과 검역으로 예방한다.

5 유행성이하선염(볼거리)

유행성 이하선염은 볼거리라고도 하며, 주로 어린아이에게서 많이 발생하며, 바이러스나 세균에 의해 귀밑샘(이하선)에 염증이 생기는 감염병이다. 발열, 두통, 근육통, 구토 등의 증상을 동반하다가 이하선, 고환, 난소, 젖샘 등에 감염되는 것으로, 특히 생식선의 감염에 주의해야 한다.
평균 잠복기간은 18일이며, 임신초기(4개월 이내)에 임산부가 감염되면 기형아를 출산할 수도 있으며, 어린 시절 청각장애의 주요한 원인이 된다.

❶ **병원체:** 이하선염 바이러스(mumps virus)

❷ **병원소:** 병원소는 환자이고, 감염원은 환자의 타액에 섞여 나오는 비말이다.

❸ **전파:** 감염된 사람의 비말로 전파된다.

❹ **감수성:** 보통이며 회복 후 영구면역을 획득한다.

❺ **예방 대책:** 예방접종(MMR)으로 예방한다. 백신은 생후 12~15개월 경구투여하고, 4~6세 때 추가접종하며, 임산부에게는 투여하지 않는다.

6 중증급성호흡기증후군(SARS, 사스)

중증급성호흡기증후군(Sever Acute Respiratory Syndrome)은 사스(SARS)라고 하며, 2002년 11월부터 중국, 광동지역을 중심으로 발생하여 홍콩, 싱가포르, 캐나다 등 전 세계적으로 확산되었던 신종 감염병으로 우리나라 검역 감염병 중 하나이다.
2~7일이 지나면 가래가 없는 마른 기침이 나타나고 혈중 산소 포화도가 낮아지면서 대부분의 환자는 회복이 되지만, 10~20%의 환자에게는 호흡부진이 나타나고 인공호흡이 필요하게 되는 질환이다. 증상으로는 발열과 기침, 호흡곤란, 폐렴 등의 증상을 유발한다. 평균 잠복기는 5일(2~10일)이며, 더 길게 보고된 경우도 있다.

❶ **병원체:** 사스 코로나바이러스(SARS corona virus)

❷ **병원소:** 병원소는 환자이며, 매개체는 사향고양이다.

❸ **전파:** 환자의 기침, 재채기, 대화 시의 비말에 의해 전파된다.

❹ **감수성:** 매우 높으며 초기에 인플루엔자 증상이 나타난다.

❺ **예방 대책:** 백신이 아직 개발 전이며 예방을 위해서는 감염지역으로의 여행을 피하고, 개인 및 환경 위생을 철저히 하는 것이 필요하다.

7 중동호흡기증후군(MERS, 메르스)

중동호흡기중후군(Middle East Respiratory Syndrome)은 메르스(MERS)라고 하며, 2012년 4월부터 사우디아라비아 등 중동 지역을 중심으로 주로 감염자가 발생한 급성호흡기 감염병이다. 우리나라에서는 2015년 5월 첫 감염자가 발생하였고, 2018년 9월 3년만에 메르스 확진자가 또다시 발생하였다. 증상으로는 발열, 기침, 호흡곤란, 두통, 복통, 설사 등이 있다.
2013년 5월 국제바이러스분류위원회(ICTV)에서는 이 신종 코로나바이러스를 메르스 코로나바이러스(MERS-CoV)라 명명하였다.

❶ **병원체:** 신종 메르스 코로나바이러스(MERS-CoV)

❷ **병원소:** 병원소는 환자이며, 감염원은 비말이다.

❸ **전파:** 최초 감염경로는 명확하게 밝혀져 있지 않으나, 주로 사람간 전파나 병원 내 감염, 가족간의 감염으로 전파되는 것으로 알려지고 있다.

❹ **감수성:** 치사율은 10% 정도 선으로 알려지고 있다.

❺ **예방 대책:** 감염지역으로의 여행 금지, 개인위생 철저, 발열이나 호흡기 증상이 있는 경우 마스크 착용 등이 있다.

8 풍진(german measles, rubella)

3(three-days) 수두라고 불리며, 홍역보다 증상은 가벼우나 감염력이 강하다. 보통은 열이 나고 목뒤의 림프절이 터지면서 발진이 생긴다. 특히 임신 초기에 이환되면 태아에 영향을 주게 되므로 주의를 요한다.
잠복기는 14~21일이며, 보통 16일이다. 열과 발진이 있을 때에는 격리가 필요하다.

❶ **병원체:** Rebella 바이러스

❷ **병원소:** 병원소는 환자이며, 인두에서 배출되는 비말이나 비말핵이 감염원이다.

❸ **전파:** 유행성 이하선염과 같이 비말이나 비말핵이 공기로 전파된다.

❹ **감수성:** 감수성이 높으며, 출생 후 몇 개월은 면역성이 있고 이환 후 영구면역을 획득한다.

❺ **예방 대책:** 예방접종을 실시하는데 임산부에게는 예방접종을 금한다. 임신 초기에 이환되었을 때는 감마글로불린을 주사하며, 환자의 격리가 필요하다.

9 인플루엔자(influenza)

급성호흡기 감염병으로 유행성 감기 또는 독감이라고도 하며, 갑작스런 발열(38~40℃), 오한, 두통, 근육통 및 전신쇠약의 증상을 나타낸다. 범세계적으로 유행하며, 열대지역에서는 계절에 영향을 받지 않으나 온대지역은 겨울에 유행을 한다. 우리나라도 여러 차례 유행을 하였으며, 감염력이 매우 강하다. 발열기간은 약 2주이며, 40세 이상 환자는 중증으로 사망하기 쉽고, 전 세계적으로 유행한다. 또한 리케차가 혈액을 통하여 전신에 퍼져, 뇌, 심근 및 모세혈관에 혈전과 괴사가 생길 수 있으며, 갑작스런 오한, 근육통과 발열 후 5~6일에 발진이 배와 목에 나타나 전신에 퍼지나 얼굴에는 생기지 않는다.

1. **병원체:** 인플루엔자 바이러스로서 A형, B형, C형이 있으며, 해마다 유행하는 인플루엔자 바이러스의 유형은 일정하지 않다.
2. **병원소:** 병원소는 환자이며, 감염원은 환자의 비말이다.
3. **전파:** 비말에 의한 직접전파가 주가 되며, 오염된 물건에 의한 간접전파도 된다. 잠복기는 짧아서 27~72시간이며, 감염기간은 환자가 임상적으로 증상이 나타난 후 3일까지이다.
4. **감수성:** 감수성이 높으며, 이환 후에는 유행하는 바이러스균에 대하여는 면역이 된다.
5. **예방 대책:** 유행 시에는 대중이 많은 밀접한 장소를 피하고, 예방접종은 혼합 A와 B형 백신이 있다. 유행 시 같은 형의 균이면 면역효과가 있으나 다른 유형의 균이라면 면역효과를 기대하기 어렵다.

10 조류독감(AI, 조류인플루엔자)

조류인플루엔자(avain influenza, bird flu)는 닭, 오리 등의 조류가 걸리는 감염성 독감 호흡기 질환이며, 조류독감이라고도 한다.
현재까지 알려져 있는 모든 조류독감은 하나의 종인 A형 인플루엔자에 속한다. 조류독감은 사람이 감염될 수도 있기 때문에 문제가 된다.
1900년대 초에 이탈리아에서 처음 보고되었으며, 전 세계적으로 확산이 가능하다고 보고 있다. 증상은 기침과 호흡곤란 등의 호흡기 증상, 발열, 오한, 근육통, 설사 등의 위장장애의 증상, 의식저하 등의 중추신경계통 증상이 나타난다.

1. **병원체:** 조류인플루엔자 바이러스
2. **병원소:** 닭, 오리, 야생조류이다.
3. **전파:** 조류인플루엔자 바이러스에 감염된 조류와의 접촉으로 발생한다.

④ **예방 대책:** 유행지역으로서의 출입금지, 유행 시 닭, 오리 등의 가금류(집에서 기르는 조류)와의 접촉제한, 예방접종, 항바이러스제 투여 등이 있다.

11 지카바이러스(zika virus, ZIKV)

지카바이러스는 플라비 바이러스과와 플라비 바이러스속에 속하며, 2016년 1월 미국질병통제예방센터(CDC)는 열병이 발생한 나라의 여행에 대한 주의 강화와 여행의 연기, 임신한 여성을 위한 안내를 포함하는 안내문을 발표하였다. 곧이어 다른 정부와 보건단체에서도 유사한 여행 경고를 발표하였고, 콜롬비아, 에콰도르, 엘살바도르, 자메이카에서는 위험에 대해 더 알게 되기 전까지 여성의 임신을 연기할 것을 권고하였다.
현재까지 알려져 있는 모든 조류독감은 하나의 종인 A형 인플루엔자에 속한다. 조류독감은 사람이 감염될 수도 있기 때문에 문제가 된다.
증상은 가벼운 두통, 반점, 구진, 발진, 발열, 결막염, 관절통 등이 있어 선천적 소두증이란 증후군이 나타난다.

① **병원체:** 지카바이러스

② **병원소:** 환자 또는 흰줄숲모기

③ **전파:** 지카바이러스에 감염된 환자와 흰줄숲모기에 의해 감염, 성접촉 감염, 임신중 태아 감염

④ **예방 대책:** 야외 활동 시 긴옷을 입고 방충제와 방충망을 활용하고 모기에 물릴 위험을 제거하며, 흰줄모기 서식처를 조기에 발견하여 살충제로 서식장소를 처리한다.

04 절지동물매개 감염병

절지동물(곤충류, 갑각류, 다지류)의 매개로 인해 전파되는 감염병에는 ❶ 벼룩이 매개하는 페스트, 발진열, ❷ 이가 매개하는 발진티푸스, ❸ 모기가 매개하는 말라리아, 뎅기열, 유행성 일본뇌염, ❹ 진드기가 매개하는 신증후군출혈열(유행성출혈열), 쯔쯔가무시증 등이 있다.

1 페스트(plague)

페스트는 흑사병이라고도 하며 중세에 유행했었고, 림프선종 혹은 폐렴을 일으키는 감염병이다. 증상으로는 고열과 근육통, 폐혈증이 있으며, 증상으로는 오한, 두통, 근육통, 부종, 구역, 구토, 설사, 기침, 흉통 등이 있다.

❶ **병원체:** 페스트균(pateurell pestis) gram 음성균이다.

❷ **병원소:** 병원소는 쥐나 쥐벼룩이다.

❸ **전파:** 쥐벼룩에 의해서 쥐에서 쥐로 전파되고, 페스트균에 감염된 쥐에 기생하는 벼룩이 사람을 물면 페스트균이 전파된다. 드물게 사람과 사람 사이에 페스트균 전파도 가능하다.

❹ **감수성:** 감수성인 일반적이며 완쾌 후에는 일시적 면역이 된다.

❺ **예방 대책:** 벼룩 제거 및 쥐 제거 작업 및 예방접종이 필요하다.

2 발진티푸스(epidemic typhus)

발진티푸스는 이가 매개하여 발열, 근육통, 발진 등을 나타내는 급성 감염병이다.
잠복기는 보통 7~10일이며, 두통, 오한, 발열, 전신의 통증이 나타난다.

❶ **병원체:** 발진티프스 리케차(Rickettsia prowazeki)

❷ **병원소:** 병원소는 환자이다.

❸ **전파:** 환자로부터 이의 흡혈에 의해 이의 장관 내의 증식 배설물로 탈출되어 상처로 침입되거나 먼지를 통하여 호흡기계로 감염되기도 한다.

❹ **감수성:** 감수성은 보편적이며 완쾌 후에는 면역을 얻는다.

❺ **예방 대책:** 구충, 구서 및 예방 접종이 필요하다.

3 말라리아(malaria)

말라리아는 모기의 매개에 의하여 전파되는 급성 열성 감염병으로 오한, 고열, 두통을 동반하며, 간 및 신부전, 급성뇌병증과 혼수, 황달, 쇼크 등이 진행된다.

❶ **병원체:** 말라리아 원충(얼룩날개 모기류에 속하는 암컷 모기에 의해서 전파하는데, 우리나라에서는 중국얼룩날개 모기 암컷이 말라리아 원충을 전파한다)

❷ **병원소:** 환자

❸ **전파:** 환자로부터 모기가 흡혈하면 모기 체내에서 유성생식을 하여 전파한다.

❹ **감수성:** 감수성은 보통이며 면역은 형성되지 않는다.

❺ **예방 대책:** 매개 모기의 서식처를 없애고 모기에 물리지 않도록 한다.

4 유행성 일본뇌염(Japanese encephalitis)

일본뇌염은 일본뇌염 바이러스에 감염된 작은 빨간 집모기가 사람을 무는 과정에서 인체에 감염되어 발생하는 급성 바이러스성 전염병이다. 고열, 두통, 의식장애, 경련 증상을 보인다.
치명률은 40% 정도로 매우 높은 편이다.

❶ **병원체:** 일본뇌염 바이러스

❷ **병원소:** 돼지, 뇌염모기이다.

❸ **전파:** 돼지를 흡혈한 일본뇌염모기(작은 빨간 집모기)가 사람을 흡혈할 때 전파된다.

❹ **감수성:** 어린이와 노인은 감수성이 높고 완쾌 후에는 영구면역이 생긴다.

❺ **예방 대책:** 모기의 구제와 모기에 물리지 않도록 하고 예방접종을 한다.

5 신증후군출혈열(epidemic hemorrhagic fever)

신증후군 출혈열은 흔히 '유행성 출혈열', '한국형 출혈열'이라는 이름으로 알려져 있으며, 국내에서는 주로 늦가을에 유행하는 풍토성발열 감염병이다. 증상은 고열, 결막 충혈, 구토 등의 증상이 나타난다. 심한 출혈, 혈뇨, 단백뇨 및 패혈증으로 사망할 수 있다.

우리나라에서는 경기도 북부 및 강원도 등지에서 늦봄(5~6월)과 늦가을(10~12월)에 많이 발생된다.

1. **병원체**: 한타바이러스(Hantavirus)
2. **병원소**: 들쥐의 일종인 잡쥐 및 등줄쥐이다.
3. **전파**: 등줄쥐의 배설물과 등즐쥐에 기생하는 좀진드기가 전파한다.
4. **감수성**: 전반적으로 감수성이 있으나 토착민에게는 어느 정도 면역성이 있다.
5. **예방 대책**: 들쥐를 구제하고 들쥐 배설물에 접촉하거나 진드기에 접촉되지 않도록 야외에서 주의하고 예방접종을 하면 도움이 된다. 우리나라에서는 1992년부터 예방접종사업이 시행되고 있다.

6 쯔쯔가무시증(양충병, tsu-tsugamushi disease, scrub typhus)

쯔쯔가무시증은 쯔쯔가무시 세균을 가지고 있는 진드기의 유충이 사람을 물 때 발생하는 감염병이다. 성묘를 가는 추석을 전후하여 전국 각지에서 환자가 발생하며 증상으로는 발열, 두통, 구토 등을 동반한다.

우리나라의 주요 유행지역은 전남, 전북, 충남, 경남 등 남부지역이며, 1985년 11월에 진해지역에서 21명의 환자를 확인하여 국가관리의 필요성이 있어 감염병으로 관리하고 있으며, 계절적으로는 10~12월과 4~7월 사이에 많이 발생한다.

1. **병원체**: 쯔쯔가무시 리케차(Rickettsia Tsutsugamushi)
2. **병원소**: 들쥐 및 털진드기(양충)이다.
3. **전파**: 감염된 들쥐에서 털진드기가 매개를 하여 털진드기가 병원체를 보유하고 있다가 사람에게 전파한다.
4. **감수성**: 보편적이며 완쾌 후에도 면역성이 생기지 않는다.
5. **예방 대책**: 산림지역, 목초지 등에서 피부노출을 자제한다.

05 동물매개 감염병(인수공통감염병)

인수공통감염병은 동물과 사람 사이에서 상호 전파되는 병원체에 의해서 발생하며, 특히 동물이 사람에게 옮기는 감염병을 의미한다. 대표적인 인수공통감염병에는 공수병(광견병), 조류인플루엔자 인체감염증, 탄저병이 있고, 이외에 브루셀라증, 장출혈성대장균 감염증, 일본뇌염, 중증급성호흡기증후군(SARS), 결핵 등이 있다.

1 공수병

공수병 바이러스를 가지고 있는 동물에 사람이 물렸을 때 발생하는 급성 뇌척수염으로 광견병이라고도 한다. 증세로는 근육마비, 혼수상태 등 심하면 사망하게 된다.
사람에서 사람으로의 전파기록은 있으나 드물다.

❶ **병원체:** 공수병 바이러스(rabis virus)

❷ **병원소:** 공수병에 감염된 개, 고양이, 여우, 늑대, 야생동물 등이며 감염원은 감염동물의 침이다.

❸ **전파:** 감염된 동물이나 사육동물에 물렸을 때 감염된다.

❹ **감수성:** 온혈동물은 모두 감수성이 있다.

❺ **예방 대책:** 동물을 검역하고 애완동물은 반드시 예방접종을 실시한다.

2 조류인플루엔자(AI) 인체감염증

조류인플루엔자 바이러스(Avian Influenza, AI)의 인체 감염에 의한 급성호흡기 감염병으로 발열, 기침, 근육통에서 시작하여 폐렴, 급성호흡기 부전 등의 질환 증세가 나타난다.

❶ **병원체:** 조류인플루엔자바이러스

❷ **병원소:** 조류(닭, 칠면조, 오리, 야생조류)

❸ **전파:** 조류인플루엔자바이러스에 감염된 조류와의 접촉 또는 배설 분비물에 오염된 사물과의 접촉을 통해 전파되며, 일부 변종 바이러스는 사람간의 전파를 발생시키기도 한다.

❹ **감수성:** 감수성은 보편적이다.

❺ **예방 대책:** 예방접종을 하고 개인위생 등을 통해 예방해야 한다.

③ 탄저병(anthrax)

탄저병은 탄저균에 의해 발생되는 인수공통감염병이다. 증상으로는 가려움증, 부스럼, 수포, 농포가 발생한다. 석탄의 탄자와 종기라는 의미로 저에서 붙여진 질병명이며, 탄저는 석탄을 의미하는 그리스어 'anthracis'에서 유래되었다.

❶ **병원체:** 탄저균(bacillus anthracis)

❷ **병원소:** 소, 말, 양, 산양

❸ **전파:** 가축은 오염된 목초를 통해 감염되고, 사람은 피부감염과 기도로 감염된다.

❹ **감수성:** 사람은 면역이 안되지만 개, 고양이, 조류는 면역력이 있다.

❺ **예방 대책:** 가축은 백신을 접종하고, 감염동물은 도살 처분이 필요하다.

06 만성 감염병

만성 감염병은 발생률이 낮고, 유병률이 높은 특징이 있으며, 결핵, 한센병(나병), 성병, 간염, 후천성면역결핍증 등이 있다.

1 결핵(tuberculosis)

결핵은 결핵균에 의한 만성 감염병으로 일반적인 증상은 발열, 야간 발한, 쇠약감, 신경과민, 식욕부진, 소화불량, 집중력 소실 등과 같은 증상이 나타난다. 그러나 발병하는 부위(폐, 흉막, 림프절, 척추, 뇌, 신장, 위장관 등)에 따라 증상이 다르게 나타난다. 후진국형 질병으로 호흡기를 통한 감염병으로 신체의 거의 모든 부분에 침범할 수 있는 감염병으로, 특히 폐에 많이 감염되는 세균성 만성 감염병이다. 가래가 많이 나온다.

2 한센병(나병)

한센병이라는 명칭은 노르웨이 의사 한센에 의해 나환자의 결절에서 나균이 처음 발견한 것에서 유래되었으며, 한의학에서는 가라, 풍병, 대풍라 등으로 불렸고, 과거에는 문둥병 또는 천형병이라고 불렸다. 현재 일부 학술적 분야에서는 나병으로 하되, 사회적 분야에서는 한센병으로 통칭한다. 나병이란 용어가 편견과 차별적인 의미가 내포되어 사용되기 때문에 대부분 한센병으로 부르고 있다.

증상은 미열, 권태, 관절통, 소화장애, 불면증 등 전신성 전구증상이 보통이며, 잠복기간은 9개월~40년간 정도가 된다. 병원소는 환자로서 감염병소의 배설물, 분비물을 통한 간접전파와 사람과 사람의 접촉에 의한 직접전파로 감염된다.

예방 대책은 환자발견 감염성 환자의 격리, 치료 및 환자와의 접촉자에 대한 검정이 필요하다.

3 성매개 감염병

1983년 세계보건기구 성병전문가위원회에서 원래 성병이라고 지칭하던 질환군을 성전파질환(sexually transmitted disease, STD)이라고 개칭하였다.

성매개 감염병은 사람과 사람 사이에 성교나 성적인 접촉을 통해 전파되는 감염병을 말한다. 일반적인 성매개 감염병은 임질, 매독, 후천성면역결핍증 등이 있다.

특히 후천성면역결핍증은 성적인 접촉 이외에 수혈이나 정맥 주사바늘을 공동으로 사용함으로써 전파될 수도 있다.

성병 관리는 환자의 색출, 환자의 진단, 환자의 관리, 보건교육 등이 필요하며, 윤락여성을 중심으로 한 관리가 요망된다.

❶ 임질(gonorrhea)

임균에 의해 발생하는 성병으로 성기의 점막에 감염되어 화농성 염증을 일으킨다. 병원소는 사람이고 감염자와의 성관계, 성접촉으로 감염된다. 남성은 소변 시 통증을 동반하며 요도에서 고름이 나오고, 여성은 요도염과 자궁 경관염의 증상이 나타나며, 증상이 심해지면 자궁내막염, 난관염 등이 발생하여 불임으로 이어질 수 있다.

잠복기는 7~10일이며, 예방 대책은 문란한 성행위를 금지하고 이상증상 시 즉시 병원치료 및 성행위 시 콘돔을 사용한다.

❷ 매독(syphilis)

매독의 병원체는 매독균이며 병원소는 사람이다. 매독환자와의 성접촉으로 감염되거나 수혈 또는 모체로 가 태아에게 감염시키기도 한다. 증상으로는 초기에 성기의 구진, 무통성 하감 등의 병변이 나타나고, 피부발진, 심맥관계와 중추신경계의 병변으로 악화된다.

잠복기는 4~6주이며, 예방 대책은 매독환자와의 성적인 접촉을 금하고, 문란한 성행위를 금지한다.

❸ 후천성면역결핍증

후천성면역결핍증(Acquired Immune Deficiency Syndrome, AIDS)은 인체면역 결핍바이러스가 몸속에 침입하여 체내 면역체계가 파괴되는 감염병이다. 1981년 미국에서 처음 발견된 이후에 전 세계적으로 급격하게 발병률이 늘어나고 있다. 우리나라에서도 성접촉이나 수혈 혈액제재나 주사기에 의한 감염 등의 감염사례가 보고되고 있다.

일반적으로 독감증상이 나타나며, 열이 10일 이상 계속 나고, 심한 피로감과 설사증세가 동반하며, 피부에 부스럼이 생기며, 치료가 되지 않으며, 점점 피부 부스럼이 퍼지며, 전신쇠약, 체중감소 등으로 1~2년 내에 사망한다.

에이즈는 혈청 속에 존재하던 HIV 바이러스가 타인에게 감염될 수 있는 모든 경로에서 가능하며, WHO 보고에 의하면 성인의 75% 이상이 이성간 성접촉에 의해 감염된다고 보고 있다. 여성 감염자의 증가는 신생아 감염이라는 심각한 문제를 안고 있다.

예방 대책은 HIV 감염여부를 알 수 없는 상대와 성관계를 가질 때에는 콘돔을 사용한다.

혈액을 다루는 의료인은 피를 뽑는 과정에서 주사기에 찔리지 않도록 안전규정을 철저히 준수하여야 한다.

4 B형 간염(Hepatitis B, HBV)

B형 감염은 전 세계적으로 발생빈도가 높고 간경변이나 간세포암과 같은 만성 간질환으로 진행 가능성이 높은 감염병이다. 전파는 환자의 혈액, 침, 정액, 질분비물 등에 오염된 주사기나 면도날 등에 의해 전파되거나 모체로부터 수직감염이 되기도 한다.

5 클라미디아 감염증(genital chlamydial infection)

클라미디아 감염증은 성병 중 가장 많이 발생하는 세균성 감염병으로 증상은 요도 및 자궁경부에 염증이 있으며, 소양감과 배뇨통이 있다.

병원소는 환자이며, 감염자와 성교를 통해서 직접 전염되며, 요도, 질, 자궁경부의 분비물의 검사로 확진한다. 일반적으로 1~2주간 잠복기이며, 예방 대책은 문란한 성행위를 금지하며, 이상 증상 시 즉시 병원 치료를 받는다.

6 질트로코모나스(Trichomonas vaginalis)

제4의 성병이라고 지칭하며, 병원소는 환자이다. 인체에서 기생하는 부위는 여성의 질과 남성의 전립선, 요도, 방광이며, 성교에 의해 감염되며, 욕조나 변기를 통해서도 감염된다. 여성의 경우 빈뇨, 악취, 소양감, 질 점막의 발적 등의 증상이 나타난다.

예방 대책은 불결한 성행위를 금지해야 한다.

7 트라코마(trachoma)

각막과 결막의 급만성 감염병이다. 시력장애, 안검손상이 생길 수 있으며, 초기 증세로는 결막충혈, 모낭비대, 각막 주변 염증이 나타난다. 질병이 심해지면 모낭이 커지고 쉽게 터지며, 새로운 혈관이 형성되어 각막을 침범하면 pannus라는 트라코마의 특정적 증상이 나타나며, 이후 반흔이 생겨 안검변형을 초래한다.

병원소는 환자이며, 감염자로부터 직접적이거나 간접적(수건, 오염기물 등)으로 개달물을 통해서 전파되며, 잠복기는 4~12일인데 획득면역은 단시간이며, 감수성은 전반적으로 높인다. 예방 대책은 면역방법은 없으며, 환자가 사용한 수건 또는 세면기 등 생활용품을 공동으로 사용하는 것을 금하여야 한다.

CHAPTER

05 기생충 및 성인병 관리

· 학습활동 ·

주요 학습활동(토론, 과제, 퀴즈 등)을 잊지 않도록 작성해두세요.

01 기생충의 분류

기생충은 다른 생명체의 체표 또는 체내에 일시적 혹은 영구적으로 서식하면서 영양분과 피신처를 제공받는 기생체를 의미하며, 이를 제공하는 생물을 숙주라고 한다.

기생충은 자연계에서 독립적으로 생명을 유지할 수 없으며, 반드시 다른 종류의 생명체에 의존해야만 생명을 유지할 수 있다.

기생충은 단세포 구조인 원충류와 다세포 기생충군인 윤충류로 구분한다.

원충류	단세포 기생충	아메바류	이질아메바, 대장아메바, 소형아메바 등
		편모충류	질트리코모나스, 리슈마니아, 람불편모충 등
		섬모충류	대장 발란티디움, 주육포자충 등
		포자충류	말라리아, 톡소플라즈마 등
윤충류	다세포 기생충	선충류	회충, 요충, 구충 말레이사상충, 아나사키스 등
		조충류	무구조충, 유구조충, 왜소조충. 광절열두조충 등
		흡충류	폐흡충, 간흡충, 요코가와흡충 등

The 알아보기

기생충이 거주하는 생물을 숙주(host)라고 하고, 기생충의 미숙기에 거주하는 숙주를 중간숙주라고 하며, 성숙기 및 생식기에 거주하는 숙주를 최종숙주라고 한다. 기생충은 특정한 숙주에 들어가야만 생활사(life cycle) 영위가 가능한데 기생충이 감염되고 발육, 성장하여 생식하는데 필요한 모든 조건을 갖춘 숙주를 감수성숙주 또는 호적숙주라고 하며, 그렇지 못한 경우를 비감수성숙주 또는 비호적숙주라고 한다.

1 생물형태에 따른 분류

❶ 원충(protozoa)

원충은 기생충 중에서 단세포 단위로 된 단세포인 원생동물이다. 원충은 일반적으로 인체에서 분열 증식이 가능하며, 여기에 해당하는 기생충에는 아메바, 편모충류, 섬모충류, 포자충류 등이 있다.

❷ 윤충(helminth)

윤충은 조직과 기관이 발달한 다세포인 생동물(metazoa)이다. 윤충은 일반적으로 인체 내에서는 분열 증식을 하지 않으며, 여기에 해당하는 기생충은 선충, 흡충, 조충 등이 있다.

2 기생충 매개물에 따른 분류

❶ **토양매개성**: 회충, 편충, 십이지장충, 구충 등

❷ **어패류매개성**: 간흡충, 폐흡충, 요코가와흡충, 광절열두조충 등

❸ **육류매개성**: 유구조충, 무구조충 등

❹ **접촉매개성**: 요충, 질트리코모나스 등

❺ **모기매개성**: 말라리아사상충 등

❻ **물, 채소매개성**: 회충, 편충, 십이지장충, 이질아메바 등

3 기생충 감염경로에 따른 분류

❶ **경구감염**: 회충, 요충, 유구조충, 무구조충, 폐흡충, 간흡충 등(감염경로: 음식물(식품위생 중요))

❷ **경피감염**: 구충, 질트리토모나스(감염경로: 피부, 질대하, 소양감(남성의 매개체, 남성은 증상없음))

❸ **혈액감염**: 말라리아, 모기에 의한 사상충 등(흡혈절족동물에 의한 매개감염)

❹ **모체감염**: 톡소플라스마 등

4 기생충 기생부위 따른 분류

❶ **소장에 기생:** 회충, 십이지장충 등

❷ **맹장에 기생:** 편충, 요충 등

❸ **림프조직에 기생:** 말레이사상충 등

❹ **간장에 기생:** 요코가와흡충 등

5 채소를 통해서 감염되는 기생충

충란이 많이 부착되어 있으며, 특히 자충란이 많은 식품을 섭취할 경우, 충란이 발육할 수 있는 기간에 채소를 재배할 경우, 채소에 열처리를 하지 않고 섭취할 경우 등이다.

❶ **회충(Ascaris Lumbricoides)**

㉠ 분포: 전 세계적으로 분포(농촌)
㉡ 감염경로: 오염된 채소, 불결한 손(경구감염)
㉢ 특징: 소장에서 기생, 변 내에서 발육불능, 충란은 건조, 한랭, 화학약품에 강하며, 5℃ 이상에서 수초 만에 사멸, 영하 10~15℃에서 생존가능
㉣ 증세: 유충에 의한 병변: 일과성 폐렴, 성충에 의한 병변: 복통, 식욕부진, 체중감소, 구토, 구역질, 빈혈, 두통, 설사, 발열
㉤ 예방: 가열조리 후 섭취, 흐르는 물에 5회 이상 씻은 후 섭취한다. 기적으로 검사 및 구충제를 복용한다.

❷ **구충(십이지장충, Ancylostoma duodenale)**

㉠ 분포: 전 세계적(온대와 아열대)
㉡ 기생부위소장상부(공장)
㉢ 감염경로: 경구감염 및 경피감염
㉣ 특징: 일명 채독벌레라고도 한다(똥독).
㉤ 증세: Filaria형 유충의 경피침입 - 소양감, 작열감, 홍반구진, 수포 형성
㉥ 저항성: 회충란에 비해 저항성 약함, 70℃에서 1초간, 직사광선에서 1~2일 사멸
㉦ 예방: 인분비로 사용금지 및 완전처리, 충란에 오염된 토양에 피부가 접촉되는 것을 피하고, 채소의 생식금지 및 세척 후 섭취

❸ 동양모양선충(Trivhostrongylus orientalis)

㉠ 십이지장과 같이 경구전염 및 경피감염

㉡ 구충과 비슷한 증세이나 경증

❹ 편충(Trichuris)

㉠ 분포: 전 세계적으로 분포(열대와 아열대), 우리나라에 감염률 높다.

㉡ 감염경로: 경구감염, 회맹부위(맹장)에 기생한다.

㉢ 저항성: 환경에 대한 저항력은 약한 편이다.

㉣ 증세: 심한 경우 탈항증 유발

㉤ 예방: 가열조리 후 섭취, 채소의 생식금지

❺ 요충(Enterovius vermicularis)

㉠ 분포: 전 세계적으로 분포(도시)

㉡ 감염경로: 경구감염(자가감염, 집단감염), 기생부위는 맹장

㉢ 저항성: 물속에서 오래 생존가능, 건조한 환경에 강하다.

㉣ 증세: 항문 주위의 가려움, 수면장애, 야뇨증, 만성장염의 원인, 신경쇠약, 빈혈, 소양감

㉤ 예방: 환자의 속옷은 치료기간 중 열기에 넣어 세탁, 손을 청결히 하고 손으로 긁지 않도록 하며, 가족 전원이 구충제를 복용한다.

❻ 이질아메바(Entamoeba histolytica)

㉠ 분포: 열대 및 아열대(우리나라 5~10% 감염률)

㉡ 기생부위: 대장, 소장하부, 결장, 맹장

㉢ 영양형: 급성기 또는 아급성기의 아메바 중에서 검충

㉣ 포낭형: 소화장애, 복통, 식욕부진, 설사의 원인

6 어패류 및 게를 통해서 감염되는 기생충

어패류, 생선회 및 생선초밥 등에 의한 감염에 해당된다.

❶ 간흡충(간디스토마, Clonorchis sinesis): 자웅동체(암컷과 수컷의 생식기를 모두 보유한 생물체)

㉠ 분포: 우리나라 및 일본을 포함한 극동지역과 동남아에 많이 분포되어 있으며, 우리나라의 경우 5대강(한강, 낙동강, 금강, 영산강, 섬진강) 유역에서 유행지를 형성하고 있다.

㉡ 감염경로: 제2중간숙주 생식, 민물고기를 요리한 도마(담수어(잉어, 붕어))

㉢ 저항성: 소화기장애, 황달, 야맹증, 담관폐쇄, 간세포 파괴 등의 증상이 나타난다.

㉣ 예방: 민물고기의 생식을 금하고, 민물고기 조리 후 조리기구를 철저히 소독한다.

❷ 폐흡충(폐디스토마, Paragonimus westermanii): 자웅동체

㉠ 분포: 우리나라, 일본을 비롯하여 인도, 필리핀, 중국 등 극동지역에 분포하고 있으며, 우리나라의 경우 전남 및 경남 해안지역, 제주지역 등에 널리 분포되어 있다.
㉡ 제1중간숙주: 다슬기
㉢ 제2중간숙주: 게 및 가재
㉣ 감염경로: 제2중간숙주 생식(게 및 가재)
㉤ 특징: 충란의 탈출은 객담을 통해서도 배출
㉥ 증세: 초기 폐결핵 증세와 비슷
㉦ 예방: 가제, 게의 생식을 금하고 가열 후 섭취, 게장의 경우 7일 후에 먹을 것을 권장한다(중간숙주 뜻: 기생충이 성숙하기까지 몇 단계의 숙주를 거칠 때 마지막 숙주 이외의 모든 숙주).

❸ 요꼬가와흡충(횡천흡층, Metagnoimus yogogaeai): 자웅동체
㉠ 분포: 동양 일대(섬진강 유역)
㉡ 제1중간숙주: 다슬기
㉢ 제2중간숙주: 담수어
㉣ 증세: 위장장애, 빈혈, 복통, 설사
㉤ 예방: 담수어 생식금지

❹ 광절열두조충(긴촌충, Diphyllobothrium laturm)
㉠ 분포: 북부와 온대지방(담수어 생식지역)
㉡ 제1중간숙주: 물벼룩
㉢ 제2중간숙주: 반담수어(연어, 농어, 송어 등)
㉣ 특징: 편절에 국화무늬
㉤ 증세: 소화장애, 빈혈, 구역질, 구토, 복통, 영양장애, 식욕감퇴
㉥ 예방: 반담수어 생식금지

❺ 유구악구충(Gnathostoma spinigerum)
㉠ 제1중간숙주: 갑각류
㉡ 제2중간숙주: 미꾸라지, 뱀장어, 사람
㉢ 종말숙주: 개, 고양이

❻ 아니사키스(Anisakis)
㉠ 제1중간숙주: 갑각류
㉡ 제2중간숙주: 해산어류(대구, 명태, 청어, 고등어, 오징어)의 위, 장어 기생
㉢ 예방: 해산어류의 회나 초밥금지

7 육류(수육)을 통해서 감염되는 기생층

세계적으로 분포되어 있고, 중간숙주가 필요하며, 인간이 종말숙주이다. 수육생식 및 불충분하게 가열하여 섭취할 경우 감염(종말숙주(최종숙주), 뜻: 기생충이나 그 몸안의 생식 세대가 경과하는 숙주, 최종 서식지)된다.

❶ 무구조충(민촌충, Taenia saginata)

㉠ 두부에 갈고리가 없으며, 소의 체내에 들어간 육구조충은 낭미충이 되기까지 3~6개월 소요되며, 낭미충은 근육, 림프샘, 식도, 콩팥 등에 존재(중간숙주: 소)하며, 장폐쇄의 원인이 되기도 한다.

㉡ 증상은 설사, 구토, 복통, 구역질, 빈혈, 신경과민을 유발하며, 예방은 소고기 생식을 금지하면 된다.

❷ 유구조충(갈고리촌충, Taenia sodium)

㉠ 중간숙주가 돼지이며, 낭미충이 들어 있는 돼지고기를 생식하면 감염된다. 섭취 후 낭미충의 두절은 포낭(생물체가 분비하여 자신을 감싸고 있는 주머니) 속에서 나와 장점막에 부착하여 발육하며, 소화장애, 설사, 구토, 복통, 체중감소 등의 증상을 일으키며, 안구, 심장, 근육 내에서 문제를 일으킨다. 예방은 돼지고기 생식을 금지하면 된다.

❸ 선모충(Trichinella spirals)

㉠ 유럽이나 중국 일대에 분포되어 있으며, 우리나라에는 없다.

㉡ 피낭유충을 가진 돼지고기(돼지가 충을 보균하고 있는 쥐를 먹었을 때도 이환)를 생식하여 주로 감염되며, 근육통을 일으키는 원인이 된다.

❹ 톡소플라즈마(Toxoplasma gandii)

㉠ 감염방법은 확실하지 않으며, 대체로 고양이에게 기생하며 사람에게도 감염된다.

㉡ 고양이의 분변으로 충란이 탈출하여 돼지, 닭에게 전염시킨다.

㉢ 임산부가 감염되면 태반감염을 일으켜 뇌수종 신생아 출산의 가능성이 있다.

㉣ 예방은 포유류나 닭고기 생식을 금지하면 된다.

8 경구감염되는 기생충의 예방법

❶ 분뇨처리를 완전히 한다.

❷ 분뇨를 비료로 사용하지 않도록 한다.

❸ 수육, 어패류의 생식을 금지한다.

❹ 채소류는 충분히 세척 후 섭취한다.

❺ 기생충에 감염된 수육은 축산물처리장에서 위생적으로 처리한다.

9 매개곤충에 의한 기생충

❶ 말라리아(Malaria)

㉠ 모기가 매개하는 질병으로 어원은 라틴어 malus(나쁜), aria(공기)라는 뜻으로 말라리아의 원인을 알지 못했을 때는 나쁜 공기 때문에 전염병이 돈다고 생각하여 지었다.

㉡ 충제: 말라리아 원충(우리나라 3일역 말라리아만 유행)

㉢ 열을 수반한 오한, 두통, 근육통, 복통, 빈혈 등의 증상이 있으며, 정기적으로 원충의 유무를 조사하여 유충을 박멸하여 모기에 물리지 않도록 한다.

02 기생충 감염의 진단

기생충 감염병의 진단은 기생충 배출물의 검사를 통해 진단이 가능하다.

❶ 육안검사

사면발니, 머릿니 같이 체표 부위에서 직접 육안으로 관찰이 가능한 경우는 직접 체표에서 채취하여 확인 및 진단한다.

❷ 대변검사

소화기관이나 소화기관에 연결되는 장기(간, 췌장 등)에 기생하고 있는 기생충들은 배출물을 대변을 통해 체외로 내보내기 때문에 대변을 검사하여 진단할 수 있다. 이러한 검사가 가능한 기생충에는 회충, 편충, 구충(십이지장충) 등이 있다.

❸ 항문주위도말검사

배변과는 상관없이 항문 주위에서 채취와 검사가 가능한 기생충은 요충, 무구조충이 있다.

❹ 객담검사

폐에 기생하는 폐흡충이나 회충, 구충 등은 객담검사로 확인이 가능하다.

❺ 혈액검사

말라리아, 사상충 등의 기생충들은 말초혈액 내에서 검출할 수 있다.

❻ 소변검사

질편모충(질트리코모나스), 방광주혈흡충 등은 요검사로 확인 가능하며 그 외에 이질아메바나 폐디스토마의 경우에도 요로에 기생할 때에는 소변검사로 진단이 가능하다.

❼ 생검

조직 내에 기생하는 선모충, 회선사상충, 유구낭미충, 폐흡충 등은 국소적으로 근육, 피하조직, 장기조직 등의 기생충이 위치하는 곳에서 직접 조직을 채취하여 진단한다.

03 기생충 감염의 예방과 관리

특정 지역사회에서 기생충 감염이 발생하여 유행하려면, ❶ 감염원을 제공하는 숙주가 있어야 하고, ❷ 전파요인이 되는 토양, 물 같은 물리적 요인과 중간숙주, 매개체 등 생물학적 요인이 개재되어야 하며, ❸ 감수성 숙주가 기생충의 감염을 받아들여야 된다. 이 세 가지 요인의 연결을 끊는 것이 기생충 감염 예방과 관리의 요체가 되는 것이다.

기생충 질환은 특정 집단의 환경조건의 지표이며, 그 분포 및 발생 정도는 특정 집단의 위생상태, 생활습성, 개인의 집단행동의 특성 등을 있는 그대로 투영이 되므로 집단 개개인의 예방과 관리로 질병의 발생을 억제하거나 저지하여 한 집단 내의 감염률을 낮추는 수단이 되며, 관리와 예방사업이 꾸준하게 이루어져야 그 효과가 나올 수 있다.

1 감염원의 봉쇄

기생충 감염의 근원을 제공하는 환자, 보유숙주를 찾아내어 이를 치료함으로써 이들이 배출하는 충란, 유충, 포낭 등 근원을 없애거나 감소시켜야 한다.

2 전파요인의 관리

감염원이 환경을 오염시켰을 경우 배수, 매몰, 잡초제거, 인공구조물 설치 등을 통해 감염원이 감염형으로 발육하지 못하도록 만들거나 제거하고, 살충제, 살패제 등을 이용하여 패류 중간숙주나 매개체를 없애야 한다.

3 감수성 높은 숙주의 보호

개인의 위생상태를 개선하고 모든 음식물은 가열처리 혹은 냉동 처리하여 각종 기생충을 사멸 혹은 감염력을 약화시키는 식습관의 개선이 필요하다.

4 보건교육

기생충 감염의 예방과 관리는 보건교육이 절대적으로 필요하다. 개인위생 및 집단위생 향상을 위해서 병원체, 생활사, 병변과 폐해, 예방과 관리에 대한 교육을 각급 학교나 지역사회에서 지속적으로 교육하여야 한다. 기생충 질환은 감염병이며 공중보건의 차원에서 사회 전체가 공동 대처하여야 관리에 실효를 거둘 수 있다는 점을 주지하여야 한다.

04 성인병의 정의

성인병은 노화과정에 많이 나타나거나 발생하는 주요 질환을 총칭한다. 성인병은 장기간에 걸친 환경요인(노동조건, 영양상태, 생활환경, 생활습관 등)의 영향을 받아 갑작스러운 증상 없이 서서히 병이 발생하기도 하고, 몇 개의 질병이 한꺼번에 겹쳐서 발생하기도 한다.

성인병에는 심혈관계 질환(심장병, 동맥경화증, 고혈압, 뇌졸중), 대사성 질환(비만, 당뇨병, 고지혈증, 골다공증, 간질환), 악성 종양 등이 있다. 평균수명이 늘어나고 노령인구가 증가하면서 비전염성이고 만성퇴행성 질환인 성인병을 어떻게 조기에 발견, 치료 및 예방 조치를 취하는가의 문제가 공중보건·예방의학 분야에서 커다란 과제가 되고 있다.

05 성인병의 종류

1 고혈압

고혈압은 만성적으로 동맥의 혈압이 올라간 상태로 수축기 혈압이 140mmHg 이상이거나 이완기 혈압이 90mmHg 이상일 때를 의미한다. 고혈압은 별다른 증상을 일으키지 않아 조기에 사망할 확률이 높은 질병이다. 관상동맥 질환, 뇌졸중, 신부전 등 전신에 걸쳐 다양한 합병증을 유발하여 환자의 생명과 건강을 직접적으로 위협한다. 혈압이란 혈관 속을 흐르는 혈액이 혈관벽에 주는 힘을 말한다.

혈압은 혈관의 장소에 따라 차이가 나는데 보통 혈압이라고 하면 동맥, 특히 상완동맥의 혈압을 말하며, 심장은 수축, 이완을 계속하기 때문에 수축하여 혈액을 내보낼 때의 압력을 수축기 혈압 또는 최고 혈압, 혈액이 심장으로 돌아올 때의 압력을 최저 혈압 또는 이완기 혈압이라고 한다.

(1) 고혈압의 종류 및 원인

고혈압은 발생원인에 따라 1차성 고혈압과 2차성 고혈압으로 구분한다.

❶ 1차성 고혈압(본태성 고혈압)

원인이 명확하지 않은 고혈압으로, 소금을 필요 이상으로 많이 섭취해서 체내 혈류량이 증가하거나 혹은 여러 호르몬의 균형이 맞지 않아서 말초 혈관의 저항이 커졌을 때 생기는 것으로 알려지고 있다.

❷ 2차성 고혈압

2차성 고혈압은 어떤 질환이 원인이 되어 발생하는 고혈압이다. 신장 질환이나 부신 종양, 일부 선천성 심장 질환 등 다양한 질환이 원인이 될 수 있고, 일부 약물도 2차성 고혈압을 발생시킬 수 있다.

(2) 고혈압이 장기에 미치는 영향

❶ 심장: 심장은 평소 혈관으로 혈액을 보내야 하는데, 혈관의 압력이 높으면 심장이 혈액을 내보내는 데 많은 부하가 발생한다. 그 결과 심장의 벽이 두꺼워지고, 심장이 산소를 많이 쓰다 보니 협심증이 오고, 이로 인한 심근경색으로 사망하기도 한다.

❷ 뇌: 고혈압이 심할 때 후두통이 나타나고, 더 악화되면 혈관이 막히거나 뇌출혈이 발생한다.

❸ 신장: 고혈압으로 인해 신장이 손상되어 단백질과 혈액이 소변으로 배출되는 신부전으로 이행된다.

(3) 예방 대책

정상체중이 유지될 수 있도록 노력하고, 염분의 섭취를 줄이고 균형 있는 식생활을 유지하는 것이 중요하다. 과도한 동물성 지방 섭취를 제한하고 지나친 흡연과 음주를 금하고, 규칙적인 운동습관을 통해 몸과 마음을 안정화시키는 것이 필요하다. 또한 조기발견과 치료를 위해 정기적인 혈압관리를 해야 한다.

2 동맥경화

동맥경화는 혈관 내막에 콜레스테롤이나 중성지방이 침착되어 혈관의 내경이 좁아지고 탄력성이 저하되어 혈액의 운반이 원활하지 못하게 되면서 나타나는 병변을 의미한다. 동맥경화증은 신체의 발생 부위에 따라 증상과 병변이 다르게 나타난다.

(1) 동맥경화의 증상

❶ 협심증

관상동맥의 협착으로 발생하는 가슴통증을 협심증이라 하며, 활동 시 발생하는 가슴뼈 아래쪽의 쥐어짜는 듯, 짓누르는 듯한 압박감이 특징적이며 왼쪽 어깨로 방사통이 동반되기도 한다.

❷ 심근경색

20~30분 이상 지속되는 극심한 흉통인 경우는 급성심근경색의 가능성이 있으니 빨리 전문가의 진단과 치료가 필요하다. 심근경색은 혈압이 떨어지면서 어지러움, 구토, 의식저하, 심장마비까지 발생하기도 한다.

❸ 하지동맥 폐쇄증

하지혈관에 협착이 생기면 보행 시 대퇴부나 종아리 부위로 통증이 생기는 파행증이 생긴다. 증상으로는 두통, 어지럼증, 감각저하, 편마비, 말이 어눌해지는 증상 등이 있다.

❹ 신부전

신장혈관 협착으로 신부전이 발생하여 부종, 호흡곤란, 배뇨지연 등의 증상이 발생한다.

(2) 동맥경화 예방과 치료

동맥경화는 일종의 혈관 노화 현상이기 때문에 70% 이상이 막히기 전까지는 아무런 증상이 나타나지 않아 조기 진단이 어렵다. 증상이 나타나기 시작하면 이미 심각한 상태인 경우가 많기 때문에 평소 철저한 관리가 필요하다. 식습관과 생활습관을 평소에 관리하고 필요시 경동맥 초음파, 복부 초음파 및 CT, 관상동맥 석회화 검사 등을 진행하여 주기적으로 관리하는 것도 도움이 된다.

동맥경화의 치료 방법은 스텐트(stent, 금속 그물망)를 삽입해 혈관을 넓히는 시술과 환자 자신의 다른 혈관이나 인공 혈관을 이용하여 혈관의 좁아진 부분의 아래로 혈관을 우회하여 연결시켜 혈관의 우회로를 만드는 수술 등이 있다.

3 뇌졸중

(1) 뇌졸중

뇌졸중은 뇌혈관이 막히거나(뇌경색), 터지면서(뇌출혈) 발생하는 병변을 의미한다.

❶ 허혈뇌졸중

뇌의 혈류가 줄어들거나 중단되어 뇌 조직의 괴사상태를 뇌경색이라고 한다. 뇌경색이 발생시키는 질환을 허혈뇌졸중이라고 한다. 허혈뇌졸중은 전체 뇌졸중의 80% 가까이를 차지하고 응고된 혈액 덩어리인 혈전이 뇌에 산소와 영양분을 공급하는 혈관을 막아서 발생한다.

❷ 출혈뇌졸중

출혈뇌졸중이란 뇌에 혈액을 공급하는 뇌혈관이 어떤 원인에 의해 파열되어 출혈을 일으키면서 발생하는 뇌졸중이다. 뇌혈관이 출혈을 일으키면 해당 부위의 혈액공급이 차단되어 뇌신경이 손상될 뿐 아니라 혈액이 뇌 속에 고이면서 뇌 조직을 압박하거나 손상시켜 뇌 손상이 발생한다.

(2) 뇌졸중의 증상

❶ 반신불수

대뇌의 운동피질에서 시작하여 팔, 다리 및 안면으로 내려가는 운동신경은 대뇌를 내려가다가 연수에서 교차한다. 따라서 한쪽 뇌혈관에 병변이 생겨 혈액공급이 중단되면 그 반대쪽의 팔, 다리 및 안면의 하부에 마비가 발생한다.

❷ 감각이상 및 감각소실

피부의 모든 감각(통각, 온각 및 촉각 등)은 말초신경을 통하여 척추신경에 전달되고 척수에서 감각신경이 교차하여 뇌에 도달하는데, 한쪽 뇌의 기능에 이상이 생기면 그 반대쪽의 얼굴, 몸통 및 팔다리의 감각에 이상이 생기게 된다.

❸ 두통 및 구토

뇌압이 높아져서 심한 두통과 반복적인 구토에 이어 의식장애가 나타난다.

❹ 어지럼증(현훈)

몸의 평형을 담당하는 소뇌와 연결되는 뇌간에 혈액공급이 부족할 때 메스껍고 토하는 증상과 함께 몸의 균형을 잡지 못하게 된다.

❺ 언어장애와 발음장애

언어 능력을 담당하는 좌측 대뇌가 손상되면 언어장애와 발음장애가 동반된다.

❻ 안면신경마비

안면신경을 담당하는 뇌의 영역이 손상을 입으면 얼굴 근육의 운동을 담당하는 안면신경이 마비된다. 이 경우 마비된 반대편으로 입이 끌려가게 되고 마비된 쪽의 눈은 잘 안 감기게 되는 마비증상이 나타난다.

❼ 운동실조증

소뇌 또는 뇌간에 이상이 발생되면 제대로 서지 못하는 증상이 나타난다.

❽ 시각장애/시야결손

시각장애, 시야의 결손 및 하나의 물체가 두 개로 보이는 복시현상이 나타난다.

(3) 뇌졸증의 예방과 치료

뇌 조직은 뇌졸중으로 한 번 괴사에 빠지면 어떤 치료(침술, 약물치료, 물리치료 등)에도 이전 상태로 복원되기 어렵기 때문에 뇌졸중이 발생되지 않도록 예방하는 것이 중요하다. 즉, 뇌졸중을 증가시키는 위험인자 조절을 위해 건전한 생활습관 및 약물치료 혹은 수술치료를 하여 뇌졸중이 발생되지 않도록 하는 것이 가장 좋은 치료라고 알려지고 있다.

4 당뇨병

당뇨병은 인슐린의 분비량이 부족하거나 정상적인 기능이 이루어지지 않는 등의 대사질환의 일종이다.

당뇨병은 혈액 중에 포도당의 농도가 증가하고, 혈액 내의 과도한 당이 소변으로 배출되어 수분 및 전해대사의 이상으로 순환장애, 신장장애 등의 병적 상태가 나타난다.

(1) 당뇨병의 원인과 종류

당뇨병은 인슐린 의존성 당뇨병인 1형과 비인슐린 의존성 당뇨병인 2형으로 구분된다.

❶ 제1형 당뇨병

주로 소아에서 발생하는 당뇨병으로 췌장의 이상으로 인해 인슐린이 자체적으로 생산하지 못하는 것이 원인이 되어 발생한다.

❷ 제2형 당뇨병

한국인 당뇨병의 대부분을 차지하는 성인 당뇨병으로 인슐린 성능과 기능이 떨어져 세포가 포도당을 효과적으로 연소하지 못하는 증상으로 발생된다. 제2형 당뇨는 식생활의 서구화에 따른 고열량, 고지방, 고단백의 식단, 운동 부족, 스트레스 등 환경적인 요인 이외에 특정 유전자의 결함, 췌장 수술, 감염, 약제에 등에 의해서도 생길 수 있다.

(2) 당뇨병의 증상과 진단

당뇨병은 서서히 발생하기 때문에 대부분 증상이 없는 경우가 대부분이다. 가장 특징적인 증상은 지나친 갈증으로 인해 물을 자주 마시거나, 소변을 많이 보거나, 체중 감소, 시력 저하, 피로감 및 무기력이 동반되기도 한다. 밤에 심해지는 손과 발의 저림 증상이나 상처가 잘 낫지 않는 경우도 당뇨병의 증상이 될 수 있다. 병원에서의 당뇨병 검사는 공복혈당검사, 경구당부하검사 및 당화혈색소 측정과 같은 혈액검사를 통해 당뇨병을 진단하게 된다.

(3) 당뇨병의 치료

❶ 식사요법

당뇨병 환자는 혈당과 지질 농도, 혈압을 목표수준으로 유지하기 위하여 개인별 환자의 상태나 개인적 목표에 따라 차별화된 식이 지침을 권장하고 있다. 체중 감량이 필요한 환자는 단백질 제한, 공복 및 식후 혈당의 증가 형태에 따라 당지수(GI, Glycemic Index)를 고려한 탄수화물 공급, 섬유질, 과일, 채소, 저지방 유제품 등을 개인의 영양소 균형에 따라 적절히 섭취하는 것이 필요하다.

❷ 운동요법

운동은 인슐린 감수성을 증가시켜 혈당을 낮추어 주고 당뇨병의 발생을 낮추어 줄 뿐만 아니라 심혈관 질환에 걸리는 비율을 감소시킨다. 다만 환자의 상태에 따라서 저혈당을 막기 위해 사탕, 초콜릿 등을 준비하는 것이 좋으며, 운동 전에 탄수화물이 포함된 간식을 미리 먹거나 탈수에 빠지지 않도록 충분한 수분을 섭취하도록 하는 것도 필요하다.

❸ 약물요법

경구 혈당강하제 및 인슐린 투여방법을 병행하기도 한다.

❹ 고혈압 치료

당뇨병의 만성 합병증인 신장과 혈관합병증을 예방하기 위해서는 철저한 혈압 관리가 중요하다.

06 CHAPTER

환경보건 및 산업보건

· 학습활동 ·

주요 학습활동(토론, 과제, 퀴즈 등)을 잊지 않도록 작성해두세요.

01 환경보건

1 환경보건의 개념과 대상

(1) 환경의 정의

인간의 삶은 환경과 분리하여 생각할 수 없고, 인간은 생존과 진화과정에서 끊임없이 새로운 환경을 만들고 적응하며, 변화시키고 있다.

환경(environment)은 인간을 포함한 지구상의 모든 생물체에 영향을 미치는 요소를 칭하지만 특히 인간을 둘러싸고 있는 모든 외부적인 요소, 즉 인간의 건강이나 삶의 질에 직·간접적으로 영향을 미치는 환경을 의미하며, 인간의 삶에 영향을 미치는 환경을 크게 자연환경과 사회적 환경으로 분류할 수 있다.

❶ 자연환경

㉠ 이화학(화학·물리적) 환경: 기후, 공기, 물, 광선, 토양, 소리 등

㉡ 생물학적 환경: 동물, 식물, 곤충, 미생물 등

❷ 사회적 환경

㉠ 인위적 환경: 의복, 식생활, 주거, 위생시설, 산업시설 등

㉡ 문화적 환경: 정치, 사회, 문화, 경제 등

환경은 그 범위가 매우 넓고 다양하며 인간이 생존하기에 적합하도록 환경을 관리하는 것이 매우 어려우며, 인간의 이해력과 상상력을 초월하여 끊임없이 변화하고 있는데, 그 변화는 우리 인간에게 많은 영향을 미치고 있다.

(2) 환경보건의 목적과 대상

환경보건의 목적은 인간을 둘러싸고 있는 모든 환경적 요인을 연구 측정하여 보다 쾌적한 생활환경을 유지하고 인간의 삶의 질을 향상시키는 것을 목적으로 한다.

세계보건기구(WHO) 환경전문위원회에서는 환경보건(환경위생)이란 인간의 신체발육, 건강에 유해한 영향을 미치거나 미칠 가능성이 있는 인간의 물리적 환경에 있어서의 제반요소를 통제하는 것이다.

환경보건의 주 대상은 대기환경(기후, 태양광선, 공기), 수질환경(상수, 하수), 주거 및 의복 환경이다.

The 알아보기

환경보건(환경위생)을 근대과학으로 발전시킨 사람은 독일의 페텐코퍼(Pettenkofer, 1818~1901)로 뮌헨 대학에서 위생학 강좌를 처음으로 개설하여 환경위생의 기초를 확립하였다.
환경보건과 위생은 동일한 개념이다. 환경위생은 일본, 독일 등 유럽의 어원이며, 환경보건은 미국의 어원이며, 현재 우리나라는 환경보건의 개념을 사용한다.

2 대기 환경

(1) 기후

기후(climate)는 특정 지역에서 매년 반복되는 정상상태의 대기현상을 종합한 것이다. 기상(atmospheric phenomena)은 대기 중에서 일어나는 물리적 자연환경, 즉 맑고, 흐리고, 눈, 비, 바람, 고기압, 저기압 등 대류권에서 일어나는 물리적인 자연현상을 말한다. 일기(daily weather)는 하루 동안의 대기현상을 종합한 것이다.

❶ 기후 요소(climate element)

기후를 구성하는 요소이며 기온, 기습, 기류, 기압, 강설, 강수, 구름, 일광, 복사열 등이 있다.
이 중에서 기온, 기습, 기류를 기후의 3대 요소, 온열요소는 기온, 기습, 기류, 복사열이다.

✚ The 알아보기

- 기온: 대기의 온도를 말하며, 실내에서는 1.5m, 실외에서는 1.2~1.5m 높이의 건구온도를 3회 1일 3회(오전 6시, 오후 2시, 오후 10시) 혹은 2회(오전 8시, 오후 8시) 측정하여 평균값으로 표시한다.
  온도의 표시방법은 섭씨(℃), 화씨(℉), 절대온도(K)가 있다.
  하루 중 최고 기온과 최저 기온의 차이를 일교차라고 하며, 일반적으로 최고 기온은 오후 2시경, 최저 기온은 일출 30분 전의 기온을 말한다.
- 기습: 습도라고도 하며, 대기 중의 포함된 수증기량에 의해 결정된다. 단위는 퍼센트(%)를 사용한다.
  기습은 체열발산에 영향을 주는데, 습도가 높을 때에는 불쾌감을, 습도가 낮을 때에는 상쾌함을 느끼며, 인간에게 쾌감을 주는 습도는 기온에 따라 변한다.
  쾌적한 실내습도는 15℃에서 70~80%, 18~20℃에서는 60~70%, 24℃ 이상에서는 40~60%가 적당하다.
  실내습도가 지나치게 낮으면 호흡기계 질환에 걸리기 쉽고, 너무 높으면 피부질환에 걸리기 쉽다.
- 기류: 바람 또는 기동(氣動)이라 하고, 주로 기압과 기온의 차에 의해 형성된다. 단위는 m/sec, knot(1 m/sec=2knot)를 사용한다.

❷ 기후 인자(climate factor)

기후 요소에 영향을 미쳐 기후에 시간적·지역적 변화를 일으키는 인자를 말하며, 위도, 고도, 지형, 해류, 해발, 지형 등이 있다.

❸ 기후형

㉠ 대륙성기후

일교차가 크고, 여름은 저기압, 고온, 비가 많으며, 겨울에는 고기압, 한랭, 맑은 날이 많은 것이 특징이다.

㉡ 해양성기후

온화하고 기온의 일교차, 연교차가 적고 연중 습도가 높고 강우가 많으며 구름의 양도 많다.
태양복사에는 자외선이 많이 포함되어 있다.

㉢ 산림기후

온화하고 온도 교차가 적고 습도는 비교적 높다.

㉣ 사막기후

대륙성 기후의 극단기후이다.

㉤ 산악기후

풍량이 많으며, 자외선과 오존량이 많은 것이 특징이다.

❹ 후대에 따른 기후의 구분

㉠ 열대: 연중 월평균 기온이 20℃ 이상인 지대이다.
㉡ 온대: 열대와 한대의 중간지대이다.
㉢ 한대: 1년 중 4개월의 월평균 기온이 10~20℃이고, 잔여 월이 10℃ 이하인 지대이다.

(2) 태양광선

태양광선은 태양으로부터 나오는 전자기파로 단파인 감마선에서부터 장파인 마이크로파까지 넓은 파장범위를 가지고 있으나, 태양광선의 약 99%는 자외선, 가시광선, 적외선의 범위이고 이 중 약 5%는 자외선, 52%는 가시광선, 42%는 적외선이다.

태양광선은 대기층을 통과하면서 수증기나 부유분진에 의해 흡수 혹은 산란되어 약 55%만이 지표에 도달하고, 이 중 52%는 지표에 흡수, 3%는 지표에서 다시 반사된다.

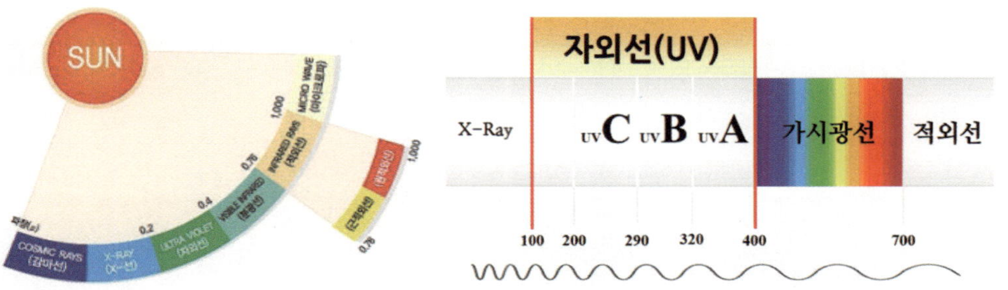

【그림 6-1】

❶ 자외선

태양광선의 약 5%를 차지하며 400nm 이하의 짧은 범위에 있는 파장이다. 파장에 따라 장파장, 중파장, 단파장으로 분류한다.

중파장 자외선은 살균작용, 비타민 D 형성, 피부의 색소침착 등 생물학적 작용이 강하며, 인체에 유익한 작용을 하여 생명선(vital ray)이라고 하며, 스위스의 Dorno Arla가 발견하였기 때문에 발견자 이름을 따서 dorno-ray라고도 한다.

태양에서 발산되는 대부분의 자외선은 오존층에서 흡수되어 생물권을 보호하게 되며, 대기오염이 적고 쾌청한 날에 많으며, 하루 중 정오에 가장 많고 적도 부근, 고지대, 농어촌에 많고 7~9월에 많다.

자외선 영역	파장	생물학적 작용
UV-A(장파장 자외선)	400~320nm	신진대사 촉진, 혈액재생기능 촉진
UV-B(중파장 자외선)	320~280nm	홍반현상, 색소침착, 피부암, 각막염, 결막염, 비타민D 형성
UV-C(단파장 자외선)	280~190nm	오존층 흡수, 살균작용, 각막염, 결막염, 피부암

피부에 자외선을 조사되면 홍반현상이나 색소침착이 일어나는데, 홍반현상은 자외선 노출 1~6시간 후 열감, 가려움증, 수포를 형성하며, 320nm 이하의 장파장 자외선이나 가시광선에 의해 피부조직 중의 환원멜라닌이 산화되는 반응과 2~3일 후에 중파장 자외선에 의해 멜라노사이트에서 멜라닌이 형성되는 두 단계 반응에 걸쳐서 일어난다.

❷ 가시광선

태양광선의 약 52%를 차지하며 400~780nm의 파장을 가진 광선으로 눈의 망막을 자극하여 명암과 색상 감각을 주며, 색깔을 구별한다. 550nm 파장에서 가장 강한 빛을 느끼게 된다.

파장범위(nm)	380~436	436~495	495~566	566~589	589~627	627~780
색상	보라	파랑	녹색	노랑	주황	빨강

Continuous spectrum

사람의 눈은 0.5룩스(Lux) 이상에서 사물의 식별이 가능하며, 적당한 조도의 범위는 100~1,000룩스(Lux)이다. 조도가 낮으면 근시, 안정피로, 작업능률 저하와 안구진탕증을 유발할 수 있고, 지나치게 조도가 강하면 시력장애, 시야협착, 망막변성을 발생시킬 수 있다.

파장이 780~3,000nm의 광선이며, 지구 표면에 흡수, 방출되어 대기권의 중요한 열에너지를 공급하며, 780~1,300nm의 적외선은 인체 피하조직의 1.5~4.0cm까지 투과하여 열을 전달할 수 있으며, 현기증, 두통, 열경련, 일사병의 원인이 되기도 한다.

❸ 적외선

적외선은 가시광선보다 파장이 길고 마이크로파보다는 짧은 780nm 이상의 파장을 가진다.

파장에 따라 근적외선(780~1,400nm), 중적외선(1,400~3,000nm), 원적외선(3,000~10,000nm)으로 구분된다.

적외선이 피부에 조사되면 일부는 반사되고, 일부는 피부 조직 내부에 투과되어 온열효과를 가져오고 혈류를 통해서 전신을 가온시킨다. 다만 피부에 과잉 조사되면 피부가 붉어지는 온열성 홍반이 발생하고 두통, 현기증, 열 경련의 원인이 되기도 한다.

(3) 공기

❶ 공기의 조성

우리가 살고 있는 지구를 감싸고 있는 공기 덩어리를 대기권이라고 하며, 생명체의 필수물질이다. 대기권의 하부층에 존재하는 공기의 성분은 질소가 78%, 산소가 21%로 구성되어 있고, 이산화탄소, 네온, 헬륨, 수소, 오존 등이 미량 함유되어 있는 혼합가스의 형태를 지닌다.

인간이 생명을 유지하는데 필수적인 세 가지 요소는 공기, 물, 음식물이다. 성인은 물이 없어도 5~8일, 음식물이 없어도 30~40일 존재할 수 있지만, 공기 없이는 5분 정도밖에 생존할 수 없을 만큼 공기는 생명유지에 중요한 역할을 한다.

성분	화학기호	체적(%)
질소	N_2	78.1
산소	O_2	20.93
아르곤	Ar	0.93
이산화탄소	CO_2	0.03
네온	Ne	0.0018
헬륨	He	0.0005
크립톤	Kr	0.0001
크세논	Xe	0.000009
오존	O_3	미량
수소	H_2	0.5ppm
메탄	CH_4	2.0ppm
아황산	SO_2	0~1ppm

㉠ 산소

산소는 호흡 및 영양소를 산화시켜 에너지를 발생시키는 데 이용되며, 호흡상태에 절대적으로 필요한 물질이며, 식물의 동화작용 혹은 공기의 이동에 의해 보충된다. 성인은 1일 약 12~13kl 정도를 호흡한다. 산소 농도가 15~50% 범위에서 안정된 생활이 가능하며, 약 12% 이하가 되면 현기증, 구토, 저산소증, 근력저하 증상이 나타나기 시작하고, 약 7% 이하에서는 질식사 현상이 발생된다.

㉡ 질소

공기의 2/3를 차지하는 성분으로 불활성 기체이므로 정상기압 하에서는 생리적 장애를 초래하지 않으나 고압 혹은 감압 환경에서는 인체에 영향을 준다. 통상 3기압에서는 자극작용이 나타나고, 4기압 이상이 되면 중추신경계의 마취 현상, 10기압 이상에서는 의식상실이 발생된다.

The 알아보기

고압 환경에서 급속하게 감압을 하게 되면 체지방이나 혈액에 용해되어 있던 질소에 기포가 발생되어 모세혈관에 혈전 현상을 일으키고 신경마비, 보행 곤란 등이 유발되는데, 이를 감압병(decompression sickness) 혹은 잠함병(caisson disease)이라고 한다.

ⓒ 이산화탄소

이산화탄소는 무색, 무미, 무취의 약산성의 비독성 가스로서 소화제, 청량음료 등에 사용된다. 일반적으로 성인은 호흡으로 4%의 이산화탄소를 배출한다. 실내 공기 중 이산화탄소 농도가 3% 이상이 되면 불쾌감을 느끼며, 5% 이상이 되면 호흡중추의 자극으로 호흡이 증가되고, 7% 이상이 되면 호흡곤란이 오고, 10% 이상이 되면 의식불명 상태가 될 수도 있다.

이산화탄소는 실내공기오염의 기준이 되기도 하는데 일반적으로 0.1%를 상한량으로 하고 있다.

❷ 공기의 자정작용

공기의 자정작용이란 공기 스스로 정화시키는 작용을 의미하며, 인간의 호흡작용, 공장 매연, 자동차에서 배출되는 유해가스, 각종 미세먼지, 방사능 물질 등에 의해 대기는 오염되기도 하지만, 공기 자체의 자정작용으로 공기의 조성(구성)에는 큰 변화가 없다. 공기의 자정작용은 다음과 같이 진행된다.

㉠ 공기 자체의 희석작용
㉡ 강우, 강설 등에 의한 용해성 가스와 부유성 먼지의 세정작용
㉢ 산소, 오존 및 과산화수소 등에 의한 산화작용
㉣ 일광, 자외선에 의한 살균작용
㉤ 식물의 광합성(식물이 빛을 이용해 양분을 스스로 만드는 과정)에 의한 탄소 동화작용(CO_2와 O_2 교환작용)

❸ 실내공기

㉠ 군집독(crowd poisoning)

환기가 잘되지 않는 밀폐된 공간에서 많은 사람들이 장시간 머무를 경우 실내공기 조성에 변화를 초래하여 불쾌감, 권태감, 현기증, 구토, 식욕저하, 두통 등의 신체적 증상을 초래하는데 이러한 생리적 이상 현상을 군집독이라고 한다. 적절한 치료방법은 해당 공간에서 벗어나거나 환기를 시키면 해소된다.

㉡ 적당한 실내 공기

적정한 실내온도는 18±2℃, 쾌적한 습도는 40~70%, 적절한 실내 기류는 0.2~0.3m/sec이다.

❹ 대기오염

대기오염물질은 황사나 꽃가루와 같은 자연오염물질과 인공오염물질로 구분한다.

인공오염물질은 크게 1차 오염물질과 2차 오염물질로 분류되는데, 1차 오염물질은 직접 대기 중으로 배출되는 일산화탄소, 분진 등, 2차 오염물질은 오존 등의 산화물, 알데하이드 등이 있다.

❺ 대기오염의 영향

대기오염물질은 호흡기를 통하여 체내로 침입하여 인체에 영향을 준다. 대기오염물질은 기관지나 폐기종을 발생시킨다. 특히 호흡기 질환이 있는 사람, 노약자, 어린이에게서 그 피해는 훨씬 크다.

❻ 대기오염과 보건

㉠ 생활 속의 보건

나무를 심어 식물의 정화를 통한 자연청정효과, 자동차의 사용을 줄이고 대중교통을 이용하고, 프레온가스 사용금지, 쓰레기 불법소각 금지, 냉장고의 온도를 필요 이상 낮게 사용하지 않기, 자동차 에어컨 및 히터사용을 최소화 한다.

㉡ 사회 속의 보건

공장매연 단속, 친환경 소재의 물질 개발, 태양을 이용한 에너지원 적극 활용 지원, 친환경 기업에 대한 투자 적극 지원 등이 있다.

3 수질 환경

(1) 상수

인간 체중의 약 60~ 70% 정도는 물로 구성되어 있고, 물은 영양소의 소화 흡수 운반, 세포 내의 화학적 변화, 노폐물의 배출 등 신진대사 과정에서 중요한 역할을 한다. 일반적으로 성인의 경우 하루 약 2~3L의 물을 필요로 하며, 인체에서 10%의 물을 소실하게 되면 생리적 이상 현상이 발생되기 시작하고, 20% 이상을 소실하면 생명의 위험을 초래한다.
그러므로 인간에게 매우 소중한 물을 보호하기 위하여 수질의 오염도를 측정하여 상수와 하수의 오염도에 따른 사회적 현상을 우려하고, 수질오염을 개선해 나가도록 하는 방법을 고안하고 있다.

❶ 수원(sources of water)

㉠ 하천수: 하천이나 계곡에 흐르는 물로서 댐이나 제방 등에 의하여 흐름의 장애를 받지 아니하는 물로, 수온 차가 심하고 수질 및 오염도 변동 폭이 큰 단점이 있다.

㉡ 복류수: 하천, 호소(湖沼: 내륙에 있는 호수나 늪) 수역의 바닥면 아래나 옆면의 사력층 등의 속으로 흐르는 물로 하천수보다 수질이 양호하다.

㉢ 호소수: 하천이나 계곡에 흐르는 물을 댐이나 제방 등을 쌓아 가두어 놓은 물로서 만수위구역의 물이다.

㉣ 지하수: 지표 아래에서 흐르는 물로서 복류수를 제외한 물을 말하며, 표층지하수(지하의 암반층 위의 토양 속을 흐르는 물)와 심층지하수(지하의 암반층 아래에서 흐르는 물)로 나뉘며 수질이 양호하여 음용수로 적당하다.

㉤ 해수: 해역에 존재하는 해수와 해수가 침투하여 지하에 존재하는 물로 염분이 함유될 경우 수자원으로의 활용은 매우 한정적이다.

➕ The 알아보기

상수원 보호구역

음용 및 공업용으로 제공하기 위하여 취수시설을 설치한 지역의 하천·호소·지하수 등을 상수원이라 하고, 상수원의 확보와 수질 보전을 위하여 지정된 구역을 말한다. 상수원 보호구역으로 지정되면 아래의 행위가 규제된다.

ⓐ 수질오염물질·특정수질유해물질, 유해화학물질, 농약, 폐기물, 오수·분뇨, 가축분뇨 등을 사용하거나 버리는 행위
ⓑ 상수원을 오염시킬 명백한 위험이 있는 행위
ⓒ 수영·목욕·세탁 또는 뱃놀이를 하는 행위 및 행락·야영 또는 야외 취사행위
ⓓ 어패류를 잡거나 양식하는 행위, 자동차를 세차하는 행위
ⓔ 하천구역에 해당하는 지역에서 농작물을 경작하는 행위

❷ 정수처리 단계

상수도의 공급과정은 취수 → 착수 → 혼화 → 응집 → 침전 → 여과 → 소독의 과정을 거쳐 배수지를 통해 각 가정으로 공급된다.

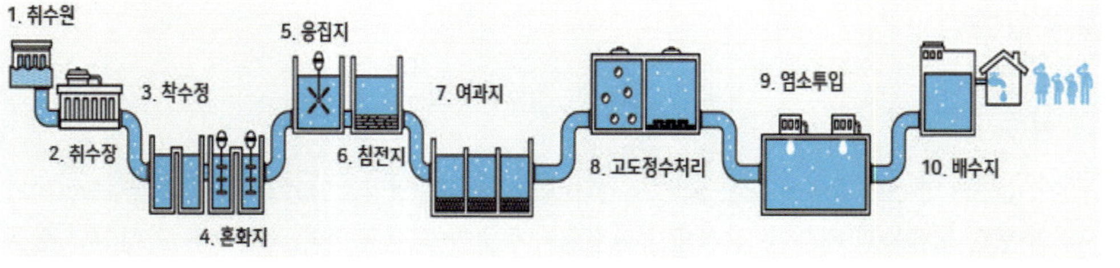

【그림 6-2】 **청수처리 단계(출처: 서울시 상수도 사업본부 http://e-arisu.seoul.go.kr)**

작업명	설명	작업시설
취수	수돗물을 생산하기 위해 강물이나 지하수를 끌어 올리는 과정	취수장
착수	취수장으로 끌어 온 물을 혼화지로 일정하게 분배하는 과정	착수정
혼화	분배된 물에 있는 탁도 물질이 정수처리제와 잘 섞일 수 있게 하는 과정	혼화지
응집	걸러진 탁도 물질을 덩어리로 응집되게 만드는 과정	응집지
침전	덩어리로 응집된 탁도 물질을 가라앉혀 맑은 물로 만드는 과정	침전지
여과	침전과정을 통과한 미세물질을 모래층을 이용하여 걸러주는 과정	여과지
소독	여과된 물에 소독제를 투입하여 살균하는 과정	정수지
배수	소독 후 각 수요지로 배분되기 전에 대기하는 과정	배수지

❸ 정수 방법

㉠ 침전법

- 보통침전: 유속을 저하시켜 자연적으로 물속의 부유물질을 가라앉도록 하는 방법이다. 소요시간이 오래 걸리는 방법이다.
- 약품침전: 물에 화학적 응집제(황산알루미늄, 황산제1철 등)를 첨가하여 침전 효과를 높이는 방법으로 미세한 부유물질, 콜로이드성 물질 등을 제거하는 방법으로 침전시간을 단축시킬 수 있다.

㉡ 여과법

모래와 자갈층을 통과시켜 침전되지 않는 미세한 부유물질을 제거하는 과정으로 완속여과법과 급속여과법이 있다.

- 완속여과법: 영국에서 시작된 방법으로 침전이 끝난 물을 모래와 자갈층으로 이루어진 여과지로 통과시키면 미생물이나 부유물 등의 여과작용이 이루어진다. 여과가 계속되면 여과막이 두꺼워져서 물이 통과하지 못하게 되면 상부 모래층을 제거하고 새로운 모래를 보충해주어야 한다. 설치 시 넓은 면적이 필요하여 건설비는 많이 들어가지만 유지관리비가 적게 드는 장점이 있다.
- 급속여과법: 미국에서 시작된 방법으로 침전을 촉진시키기 위해 응집제(황산알루미늄)를 첨가하면 응집물이 형성되어 물속의 불순물을 흡착하여 침전된다. 침전이 끝난 물을 굵은 모래를 이용한 여과지에서 여과시키면 응집물이 모래 표면에 부착되어 여과막을 형성한다. 여과막이 두꺼워져서 효율이 떨어지면 물을 역류시켜 세척하는 방법으로 청소를 한다.

구분	완속여과법	급속여과법
침전방법	보통침전법	약품침전법
청소방법	모래 교체	역류 세척
여과 속도/day	3M /day	120M/day
소요면적	넓은 면적	좁은 면적
비용	건설비용은 많이 발생되나 유지관리비가 적게 발생	건설비용은 적게 발생되나 유지관리비가 많이 발생
세균제거 효율	98~99%	95~98%

㉢ 소독법

침전 및 여과과정에서 제거되지 않은 잔여 세균을 제거하기 위한 과정으로 염소소독법을 일반적으로 사용한다.

- 소독제: 액화염소(염소를 0℃, 4기압에서 액화시킨 상태)를 주로 사용한다.
- 특성: 강한 소독력, 우수한 잔류효과, 조작이 간편하고 가격이 저렴하나 냄새가 많이 난다.

(2) 하수

❶ 하수 분류방법

하수는 일반 주택에서 발생되는 가정하수(취사, 세탁, 목욕, 화장실 등), 산업체에서 나오는 산업폐수, 지하수 및 천수(비, 눈)로 구분된다. 하수도는 각종 하수를 운반하는 시설로서 합류식, 분류식, 혼합식이 있다.

구분	하수 운반방법	특성
합류식	가정하수, 천수 등 모든 하수를 같이 운반하는 방법	시설비가 적게 발생, 우기에 범람 우려
분류식	천수를 별도로 운반하는 방법	범람 우려가 적음, 검사 보수가 어려움
혼합식	천수와 가정하수를 섞어서 운반하는 방법	

❷ 하수 처리과정

하수 처리과정은 예비처리 → 본처리 → 오니처리 단계로 진행된다.

㉠ 예비처리

- 제진망: 하수 유입구에서 입자가 큰 부유물이나 고형물질은 제진망(스크린)을 설치하여 제거한다.
- 침사법: 유속을 감소시켜 토사 등과 같이 큰 물질을 제거한다.
- 약품법: 기타 부유 물질을 제거하기 위해 황산알루미늄과 소석회 혼합약품을 사용하여 침전한다.

㉡ 본처리(2차 처리, 생물학적 처리)

- 혐기성 분해처리: 무산소 상태에서 혐기성 균에 의한 부패작용으로 유기물을 분해하는 방법
  - 부패조 방식: 오수 처리하는 탱크(tank)를 이용하는 방법으로 소규모 분뇨와 하수처리에 사용한다.
  - 임호프조 방식(Imhoff tank): 탱크를 침전실과 소화실로 분리하여 부패조의 단점인 악취발생을 최소화시키는 방식이다.
- 호기성 분해처리: 호기성균의 산화작용으로 유기물을 분해하는 방법
  - 살수여상법: 자갈이나 돌에 붙어 증식하는 미생물의 분해작용으로 하수를 처리하는 방법
  - 활성오니법: 호기성균이 풍부한 활성오니를 20~30% 정도 첨가하고, 2~4시간 산소를 공급하여 호기성균의 활동을 촉진시켜 유기물을 분해하는 방법

㉢ 오니처리

하수처리의 최종 단계로 육지나 바다에 투기하거나 소각하여 퇴비로 사용하는 방법 등이 있다.

➕ The 알아보기

오니(汚泥): 강, 바다, 호수 등의 물 밑에 퇴적되어 있는 진흙 상태의 물질을 말하며, 슬러지(sludge)라고도 한다.

❸ 하수 오염

㉠ 하수 오염원

하수 오염은 이화학적, 생물학적 오염으로 물의 자정능력이 없어지거나 생물체에 유해한 작용을 할 수 있는 상태를 말한다. 하수 오염의 발생원은 산업폐수, 도시하수, 분뇨, 농경지나 거리 청소 및 폭우 등이 있다. 하수 오염 시 수은 폐수에 오염된 어패류를 섭취할 경우 미나마타병이 발생하며, 뇌나 중추신경계에 영향을 주어 신경마비를 일으킨다. 카드뮴이 축적된 지하수를 섭취할 경우 이타이이타이병으로 전신권태, 피로감, 골연화증 등을 일으키며, 생태계 파괴, 공업용수, 생활용수 오염, 수질 오염으로 인한 토양 오염으로 농작물에 직접적인 피해를 주며, 물과 관련 있는 기생충, 즉 간흡충, 폐흡충, 회충, 편충 등 수질 오염으로 감염될 수 있다.

㉡ 하수 오염 측정

- 생물학적 산소요구량(BOD)

  호기성 미생물이 물속에 녹아 있는 유기물을 분해할 때 사용하는 산소의 양을 ppm으로 나타낸 것으로, 물의 오염 정도를 표시하는 지표로 사용된다.

- 화학적 산소요구량(COD)

  유기물 등의 오염물질을 산화제로 산화하는 데 소비되는 산소량을 ppm으로 나타낸 것이다.

- 용존산소량(DO)

  물속에 녹아있는 산소량을 나타내며 수질 오염 지표로 사용된다. DO가 부족하면 물의 오염도가 높으며 물의 온도가 내려가면 DO가 증가한다.

❹ 수질 오염 관련 질환

수인성 질병은 콜레라, 장티푸스, 파라티푸스, 세균성 이질 등이 있으며, 증상은 성, 연령과 상관이 없이 감염 가능하다. 잠복기가 길고 피해지역과 음용수 사용구역이 일치하며, 피해가 다수집단으로 발생한다.

❺ 수질 오염 방지 대책

하수도 정비 및 하수처리장 증설, 산업폐수 처리시설 완비, 정확한 실태 파악 및 감시, 폐수처리법의 연구 및 개발, 법제 및 규제 강화, 수질보전을 위한 교육을 실시한다.

4 주거 및 의복 환경

(1) 주거 환경

인간이 살고 있는 주거 환경은 자연 환경(비, 눈, 바람)으로부터 인간의 생명과 재산을 보호하여 건강하고 쾌적한 삶을 유지할 수 있는 공간이어야 한다.

❶ 주택의 보건학적 조건

㉠ 대지

주택을 건립할 장소는 주변의 환경, 지형, 지질 등의 요인이 보건(위생)상 적합하여야 한다.

- 대기, 소음, 진동 등의 환경 오염을 발생시키는 업소가 없고 교통이 편리한 곳이 좋다.
- 주택은 남향, 동남향으로 햇빛이 잘 들고, 저지대나 고지대가 아닌 언덕의 중턱이 적합하다.
- 토양은 건조하고, 물의 침투성이 크며, 쓰레기 매립지가 아닌 지질이 좋다.
- 깨끗한 상수를 충분히 공급받을 수 있고, 하수처리가 잘된 곳이어야 한다.

㉡ 주택의 구조

주택은 개인의 생활수준 및 여건에 따라 다르지만, 쾌적한 주거 환경이 될 수 있도록 구조를 배치하여야 한다.

- 지붕과 벽은 방서, 방한, 방수, 방음이 잘되어야 한다.
- 거실, 침실, 어린이방은 남쪽으로 하고, 화장실, 목욕탕, 창고 등은 북쪽으로 한다.
- 각 공간의 동선 효율성과 연결성을 고려하여 부엌과 식당을 배치하면 좋다.

❷ 주택 채광 및 조명

채광과 조명은 건강 및 정신상태, 작업능률, 시력 등에 영향을 미친다.

㉠ 자연조명

자연조명은 직사광선 및 창을 통해 실내를 밝히는 것이며 인공조명의 상대적 개념이다. 주택의 일광시간 1일 6시간 이상이 가장 적당하고, 최소 4시간 이상은 보장되어야 한다. 실내의 채광 능률은 창의 면적, 방향, 벽의 색상 등과 관련이 있다.

- 창의 면적

  거실창의 면적은 바닥 면적의 1/5 ~ 1/7이 적당하다. 동일한 면적의 창이라도 채광 효과를 높이기 위해서는 창이 상하로 긴 것이 좋다.
- 창의 방향

  거실과 어린이방은 남향이면서 통풍이 좋아야 하고, 침실은 남향, 동향, 서향의 순이 좋다.
- 벽의 색

  실내의 밝기는 천장이나 벽의 색에 의해 영향을 받는다. 색에 대한 광선의 반사율은 백색, 황색, 엷은 녹색, 회색의 순이다.

ⓛ 인공조명

인공조명은 인공광원에 의한 조명이며, 통상 전등을 의미한다.

- 적정 조명

  적절한 조명은 시력유지, 작업 능률의 향상, 사고 방지를 위해서 중요하다. 통상 대낮에 옥내에서는 200~1,000룩스, 야간에 옥내에서는 20~200룩스 정도가 필요하다. 미용 영업장에서의 조명은 75룩스 이상으로 규정하고 있다.

The 알아보기

- 조도: 단위 면적당 주어지는 빛의 양을 의미하며, 단위는 룩스(lux)이다.
- 인공조명방법: 직접조명, 간접조명, 반간접조명 방식이 있다.

	장점	특징
직접조명	조명 효율이 크고 경제적	강한 음영 때문에 불쾌감 유발 가능성
간접조명	온화한 느낌	조명 효율이 낮아 비경제적
반간접조명	가장 좋은 조명 방식	직접조명과 간접조명의 절충

❸ 환기

환기는 실내의 공기와 실외공기를 교환하는 것이다. 통상 실내 공기는 호흡, 연소 혹은 각종 작업에 의하여 각종 가스, 냄새, 연기, 먼지, 습기 등이 일정 농도 이상이 되면 두통, 구토의 중독증상이 발생할 수 있다.

㉠ 자연환기

자연환기는 창문이나 문틈을 통해 실외 공기와 교환되는 것을 의미한다. 겨울철은 주로 실내와 실외의 기온 차이에 의해 환기가 진행되고, 여름철은 바람에 의해 이루어진다.

- 풍력환기: 틈새바람, 통풍 등에 의한 환기
- 중력환기(온도 차에 의한 환기): 실내 공기와 건물 주변 외기와의 온도 차에 의한 공기의 비중 차이에 의해서 환기를 하는 것이다. 실내온도가 높으면 공기는 상부로 유출되고 하부로부터 유입되며, 온도가 낮으면 그 반대가 된다.

ⓛ 인공환기

집합 건물, 대규모 공장, 병원 시설, 지하 시설 등에서는 자연환기만으로는 불충분하며, 기계 설비에 의한 인공환기가 필요하다.

- 배기(흡인)법: 선풍기 또는 팬에 의해 실내 공기를 흡인함으로써 옥외의 청정한 공기를 불어넣는 방법
- 송풍법: 선풍기 또는 팬으로 옥외의 공기를 들여보내서 실내의 공기를 몰아내는 방법
- 병용법: 배기법과 송풍법을 병용한 환기방법

❹ 실내온도

적당한 실내온도는 18±2℃이고, 적정 실내습도는 40~70%이다

㉠ 난방

	내용	특징
국소난방	세대별 난방장치 운영	가스 및 화재사고 위험
중앙난방	집합세대 단위로 난방장치 가동	일정한 실내온도 유지, 시설 및 관리비 증가
지역난방	지역난방공사에서 온수 및 급탕 공급	안전하고 쾌적하며 경제적

✚ The 알아보기

지역난방: 열병합발전소, 쓰레기 소각장 등의 열생산 시설에서 만들어진 120℃ 이상의 중 온수를 아파트나 빌딩 등의 기계실로 공급하고, 일괄적으로 온수와 급탕을 공급하여 난방을 할 수 있도록 하는 난방 방식이다.

㉡ 냉방

냉방 시 실내외 온도 차는 5~7℃가 적당하다. 지나친 온도 차이는 두통, 스트레스, 감기 등을 유발할 수도 있다. 냉방방법에는 국소냉방(선풍기, 에어컨 등)과 중앙냉방법(중앙 냉방장치)이 있다.

(2) 의복 환경

❶ 의복

의복은 통상 옷을 의미하며 인체에 입혀지는 것을 말한다. 외부로부터 신체를 보호하고, 자신을 표현하며 신체를 장식하는 용도로 사용된다.

❷ 의복의 기능

㉠ 보건(위생)적 기능

- 체온 조절: 피부 표면의 온도와 습도유지
- 신체보호: 자연 환경과 직업 환경으로부터 신체 보호
- 능률화: 피로감소 및 능률 향상
- 청결유지: 땀, 피지 등의 흡수 및 피부보호

㉡ 사회적 기능

- 소속의 표현: 직업, 지위, 신분의 표현
- 의례의 표현: 예절을 갖추고 품위를 표출(혼례복, 상복, 졸업가운)
- 개성의 표현: 자신의 독특한 개성을 표현

02 산업보건

1 산업보건의 개념

(1) 산업보건의 개념과 의의

❶ 산업보건의 정의

산업보건은 '산업재해를 예방하고 쾌적한 작업환경을 조성함으로써 근로자의 안전과 보건을 유지·증진되도록 하는 것이라 정의할 수 있다(산업안전보건법). 세계노동기구(ILO)와 세계보건기구(WHO)는 산업보건의 정의를 "모든 산업장의 근로자들이 정신적·육체적·사회적으로 최상의 안녕상태를 유지 및 증진할 수 있도록 작업조건으로 인한 질병을 예방하며, 건강에 유해한 작업조건으로부터 근로자들을 보호하고, 더 나아가서는 근로자들의 생산효율을 향상시키기 위한 근로 및 생활조건을 연구하는 과학"이라고 했다.

❷ 산업보건의 목표

국제노동기구(ILO)와 세계보건기구(WHO)에서 명시한 산업보건의 목표는 다음과 같다.

㉠ 합리적인 노동조건을 설정하여 건강유지를 도모한다.

㉡ 정신적·육체적 적성에 맞는 직종에 종사하게 하여 사고를 미연에 예방하고 작업능률을 최대로 높인다.

㉢ 근로자가 정신적·육체적·사회적으로 건전해야 한다.

㉣ 산업현장에서의 환경관리를 철저히 하여 유해요인에 의한 손상을 예방한다.

❸ 산업보건의 관리대상

산업보건은 작업환경을 개선하여 근로자가 건강하게 생활할 수 있는 환경 조성을 위한 제반 관리를 필요로 한다.

㉠ 작업환경조건 관리(작업의 방법, 근로시간, 온도, 습도, 환기, 광선, 소음, 진동 등)

㉡ 근로자의 건강 관리(근로자의 체력, 영양 등)

㉢ 유해 위험요인 관리(산업피로, 산업재해 등)

(2) 산업보건 관리

❶ 산업현장 작업 조건

㉠ 공장의 입지는 안전성과 위생적인 측면에서 시설이 정비되어야 한다.

㉡ 근로능력과 생산성을 높이기 위해 주거, 교통수단, 보건시설, 여가시설이 구비되어야 한다.

㉢ 채광, 환기, 소음, 진동, 방수, 재해 예방설비가 설치되어 있어야 한다.

㉣ 폐기물 처리장, 폐기물 재활용 시설 등을 완비하여야 한다.

㉤ 탈의실, 휴게실, 세면장, 화장실, 기숙사 등의 복지시설이 필요하다.

❷ 근로자의 건강 관리

근로자의 일반적인 질병이나 직업병 등을 사전에 예방하고, 치료하기 위해서는 근로자의 건강진단을 주기적으로 시행하여야 한다.

㉠ 건강진단의 종류

종류	목적	실시 시기
일반건강진단	근로자의 주기적인 건강보호 및 유지	사무직: 2년, 일반근로자: 매년
특수건강진단	유해인자에 노출되는 업무 종사자	6개월 ~ 12개월
수시건강진단	직업성 천식, 피부 질환 등의 증상이나 소견이 있는 근로자	수시
임시건강진단	직업병 집단발생 예방 및 직업병 발생부서 근로자의 긴급한 건강보호 유지	필요 시

㉡ 건강진단 결과

건강진단기관이 건강진단을 시행하고 그 결과를 고용노동부장관이 정하는 건강진단 개인표에 기재하고, 근로자 및 사업주에게 결과를 통보한다. 사업주는 송부받은 결과표를 5년간 보존하여야 한다. 발암성 확인 물질을 취급하는 근로자에 대한 건강검진 결과는 30년간 보존하여야 한다.

❸ 산업피로

산업피로(occupation fatigue)는 산업에 종사하면서 노동을 함으로써 생기는 신체적·정신적 피로로서 정신기능과 작업수행 능력이 저하되는 것을 말한다.

㉠ 피로의 원인

- 산소, 영양소 등의 에너지원의 소모
- 물질대사에 의한 근육 내 노폐물의 축척
- 신체 조절 기능의 약화

ⓛ 산업 피로의 방지 대책

- 충분한 영양 섭취와 휴식
- 근로시간과 작업시간의 적정 배정
- 작업자세와 작업방법의 합리화

2 산업재해

(1) 산업재해

❶ 정의

산업재해(industrial accidents)는 근로자가 업무에 관계되는 작업으로 부상, 질병, 사망과 같은 인명 피해 및 재산상의 손실을 의미한다. 산업현장에서 발생되는 재해는 귀중한 인명의 피해와 막대한 경제적 손실을 가져온다.

❷ 산업재해의 발생 요인

㉠ 환경적 요인

시설물의 미비와 불량, 작업환경 불량, 과중한 작업 부담 등의 요인으로 발생된다.

ⓛ 인적 요인

- 생리적 요인(체력 부족, 신체적 결함, 수면 부족, 여성의 생리 및 임신, 체력 부족 등)
- 작업적 요인(작업 미숙, 작업지시 부족, 작업속도 부적합 등)
- 관리적 요인(감독기관 소홀, 돌발사고에 대한 대처 부족 등)

❸ 산업재해 지표

산업재해의 정도를 분석하여 예방 대책을 수립하기 위해 만든 지수이며, 건수율, 도수율, 강도율 등이 있다.

건수율	산업체의 종업원 1,000명당 재해 발생건수를 표시한 것
도수율	근로시간 100만 시간당 몇 건의 재해가 발생했는지를 나타낸 것
강도율	근로시간 1,000시간당 발생되는 근로 손실 일수를 나타낸 것
평균손실일수	재해가 발생한 건수당 평균 작업 손실 규모를 나타낸 것

❹ 산업재해 방지 대책

- 구체적인 재해방지 계획 수립
- 안전교육과 보건교육 실시
- 의료 및 구급 체계 수립 운영
- 근로환경 개선, 기계설비, 근로조건 개선에 대한 지도

(2) 직업병

❶ 정의

직업병(occupational disease)은 특정한 직업에 종사하는 사람에게만 발생하는 질환을 의미한다. 대표적인 3대 직업병으로는 납중독, 벤젠중독, 규폐증이 있다.

❷ 직업병의 종류와 특징

작업환경	직업병	관련 직업
고온환경	열경련, 열허탈, 열쇠약, 열사병(울열증)	열처리 작업
저온환경	동상	냉동실 작업
고압환경	잠함병	잠수
저압환경	고산병, 항공병	산악인, 비행사
소음	소음성 난청	프레스, 건설
공업중독	납중독, 카드뮴중독, 수은중독	해당 중금속 작업현장
광물성 분진	진폐증(규폐, 석면폐)	광업
방사선 환경	백혈병, 피부염	의료, 비파괴검사

직업병 발생의 특징은 예방이 가능하나 적시에 효과적으로 이루어지기 어려우며, 임상, 병리적 소견이 일반 질병과 구분하기 어렵고, 특수검진으로 판명되며, 만성적 경과를 거치므로 조기발견이 어렵고 환경개선에 의한 예방효과도 시일이 경과된 후 나타나며, 근로관계상의 요인과 기타 요인이 복합적으로 작용하여 발생하는 경우가 많다.

미용인의 경우 눈, 목, 어깨 피로가 생겨나므로 작업시간의 휴식, 스트레칭, 작업시간의 적절화, 올바른 자세에 대한 교육, 손, 목, 어깨 위주의 체조가 효과적이다.

㉠ 이상기압 환경

- 잠함병: 잠수작업 시 급격한 감압으로 질소가 체외로 배출되지 못하여 발생하는 병이다. 증상으로는 두통, 구역질, 현기증, 난청, 피부 작열감, 가려움, 근육 관절통, 무력감, 경련 등을 일으킨다.

- 고산병: 해발 2,000~3,000m 이상 되는 고지대로 올라갔을 때 산소가 부족하여 나타나는 급성 반응이다. 증상으로는 가벼운 두통과 숨이 답답한 증상으로 시작하여 의식저하까지 발생할 수 있다.

ⓛ 분진 환경

- 진폐증: 분진이 폐에 축적되어 증상을 일으키는 직업병을 총칭하는 개념으로서, 증상은 호흡 곤란, 기침, 다량의 담액(쓸개즙) 및 배출 곤란, 가슴의 통증(흉통) 등이다.
- 규폐증: 유리 규산을 흡입하여 생기는 폐질환이다.
- 석면폐증: 석면을 지속적으로 흡입해서 생기는 폐질환이다.

ⓒ 중금속 환경

- 납중독: 증상으로 빈혈, 식욕감퇴, 구토, 두통, 변비
- 수은중독: 두통, 구내염, 설사, 피로감
- 카드뮴중독: 이타이이타병

07 CHAPTER

식품위생과 영양

· 학습활동 ·

주요 학습활동(토론, 과제, 퀴즈 등)을 잊지 않도록 작성해두세요.

01 식품위생

1 정의

식품위생(food hygiene)은 식품으로 인하여 생기는 위생상의 위해를 방지하는 활동을 의미한다. 우리나라 식품위생법에서는 식품위생을 '식품, 식품첨가물, 기구 또는 용기 포장을 대상으로 하는 음식에 관한 위생'으로 정의하고 있다(식품위생법 제2조제1호).

식품으로 인한 위생상의 위해를 방지하고 식품영양의 질적 향상을 꾀하려면 식품 그 자체의 변질, 오염, 유해, 유독물질의 혼입 등을 방지하며, 식품의 제조, 가공, 저장, 유통과 소비에 이르기까지의 전 과정을 위생적으로 확보하기 위하여 음식물과 관련이 있는 첨가물, 기구, 용기와 포장에 있어서도 비위생적인 요소를 제거하여야 함을 의미한다.

WHO 환경위생전문위원회(1956)에서는 '식품위생이란 식품의 재배, 생산, 제조로부터 최종적으로 사람이 섭취할 때까지의 모든 단계에서 식품의 안전성(safety)과 완전 무결성 및 건전성(soundness)을 확보하기 위한 모든 수단'으로 정의하고 있다.

식품위생이란 그 식품의 생육, 생산, 제조, 유통 및 소비에 이르기까지 일관적으로 안전성을 확보하여 음식물로 인해 발생하는 위해를 방지하기 위한 지식과 기술이라고 할 수 있다.

식품위생법에서는 안전한 식품이란 부패나 변질이 되지 않고, 유해물질이 함유되어 있지 않으며, 병원성 미생물에 오염되거나 이물질이 존재하지 않는 것을 말한다.

2 식품의 안전성 확보

식품의 안전성을 확보하기 위한 검사방법으로 HACCP(HACCP, Hazard Analysis and Critical Control Point, 위해요소중점관리 기준의 약자)을 많이 사용하고 있다.

HACCP은 위해요소중점관리 제도로서 식품의 원재료 생산에서부터 최종 소비자가 섭취하기 전까지 각 단계에서 생물학적, 화학적, 물리적 위해요소가 해당 식품에 혼입되거나 오염되는 것을 방지하기 위한 위생관리 시스템이다.

즉, 식품의 원료관리 및 제조, 가공, 조리, 소분, 유통의 모든 과정에서 위해한 물질이 식품에 섞이거나 식품이 오염되는 것을 방지하기 위하여 각 과정의 위해요소를 확인·평가하여 중점적으로 관리하는 기준이 되는 것이 HACCP 방식이다.

HACCP은 위해분석(HA: Hazard Analysis)과 중요 관리점(CCP : Critical Control Point)으로 구성되어 있다. 위해 가능성이 있는 요소를 전 공정의 흐름에 따라 분석·평가하는 것이고, CCP는 확인된 위해 중에서 중점적으로 다루어야 할 위해요소를 의미한다. HACCP은 전 공정에서 CCP를 설정하여 각 CCP의 지점에서 설정된 기준에 따라 이를 관리하여 해당 위해를 사전에 예방하며 식품의 안전성을 확보한다.

3 식품의 변질(spoilage)

식품의 자연조건에 방치하면 본래의 성질을 잃게 되어 식품의 영양물질, 비타민 등의 파괴, 향미의 손상 등으로 식용으로 부적합하게 된다. 변질이란 부패 및 변패된 상태의 총칭이다.

❶ 부패(putrefaction)

단백성 식품성분이 미생물의 작용으로 분해되어 아민(amine)류 등의 유해물질이 생성되고 암모니아 등의 나쁜 냄새가 발생하는 현상을 말한다.

부패는 미생물의 작용으로 일어나므로 생균수를 측정 부패의 진행정도를 판단할 수 있고, 신선도 판정의 지표로도 사용할 수 있다.

❷ 발효(fermentation)

탄수화물이 미생물의 작용으로 유기산이나 알코올 등이 생성하는 현상을 말한다.

간장, 된장, 고추장, 양조주, 발효유, 치즈, 김치, 젓갈류, 기타 절임음식 등에는 대량의 미생물과 대사산물이 함유되어 있지만 사람에게는 해가 없다.

❸ 산패(rancidity)

유지 중의 불포화지방산이 산화에 의하여 불쾌한 냄새나 맛을 형성하는 것으로 유지에 가장 보편적으로 일어나는 현상이다.

❹ 변패(deterioration)

미생물 등에 의하여 식품 중의 탄수화물이나 지방질이 산화에 의해 분해되거나 식품성분이 상호반응, 효소작용에 의해 풍미가 나빠지고 변화되므로 식용으로 부적절하게 되는 현상이다.

4 식품의 저장

식품저장법으로는 물리적, 화학적인 방법으로 분류될 수 있는데, 물리적 방법에는 가열법(저온, 고온, 초고온, 초음파가열살균법), 냉장 및 냉동법(냉동 : 0℃ 이하의 저장(육류, 어류), 냉장 : 1~4℃(야채, 과일, 육류), 급냉(식육, 어패류)), 밀봉법(통조림법, 호기성 세균억제), 건조법(수분 15% 이하 미생물 생육 저지), 움저장법(농작물의 1~2m 저장, 10℃ 이하의 저장(과일, 채소류), 85% 습도), 화학적 방법으로는 훈연법(육류, 어류), 가스저장법(CO_2, N_2 가스 이용-어육, 야채), 염장법(10% 소금 뿌려 저장, 삼투압에 의한 미생물의 발육억제), 산저장법(초절임법) 등이 있다.

02 식중독

1 식중독의 개념(Food Poisoning, Food Borne Illness)

식중독은 식품 섭취로 인하여 인체에 유해한 미생물 또는 유독물질에 의하여 발생하였거나 발생한 것으로 판단되는 감염성 질환 또는 독소형 질환을 말한다(식품위생법).

WHO는 "식중독이란 식품 또는 물의 섭취에 의해 발생되었거나 발생된 것으로 생각되는 감염성 또는 독소형 질환"이라고 정의하고 있다.

자연유독물, 유해 화학물질 및 세균 등이 음식물에 첨가되거나 경구적으로 섭취함으로써 발생하는 급성위장염 증상을 주도하는 건강장애라고 보고 있고, 잠복기가 매우 짧고 면역형성이 안 된다.

2 식중독의 분류

세균성(감염형, 독소형) 식중독, 자연독(식물성, 동물성)에 의한 식중독, 진균(곰팡이)에 의한 식중독, 화학물질에 의한 식중독 등으로 분류된다.

분류	식중독	독성물질	원인 식품
세균성	감염형 식중독 (Endotoxin)	살모넬라	어패류, 식육, 계란
		장염비브리오	오염 어패류
		병원성 대장균	우유, 치즈, 김밥, 두부, 도시락
	독소형 식중독 (Exotoxin)	포도상구균	유제품, 떡, 김밥
		보툴리누스균	육류, 소시지, 통조림 제품
		웰치균	수육 및 수육제품
자연독	동물성 식중독	테트로톡신	복어
		삭시톡신	섭조개, 대합
		베네루핀	모시조개, 굴, 바지락
	식물성 식중독	무스카린	버섯
		솔라닌	감자
		아미그달린	매실, 살구씨
진균	진균 식중독	아플라톡신	땅콩, 옥수수
화학물질	화학성 식중독	불량첨가물, 식품용기, 포장재, 유해중금속 등의 물질	

세균성 식중독은 감염형과 독소형으로 구분되는데, 감염형은 세균의 체내증식으로, 독소형은 균이 식품 내에서 증식하여 감염을 일으키는 원인이 된다.

(1) 감염형 식중독

감염형 식중독은 원인균 자체가 식중독의 원인이 되는 식중독으로서 살모넬라, 장염비브리오, 병원성 대장균 등이 있다.

❶ 살모넬라 식중독

㉠ 살모넬라 식중독은 전 세계적으로 발생하며, 특히 유럽에서 많이 발생하는 식중독이다.

㉡ 살모넬라는 1995년 살몬(Salmon)과 스미스(Smith)가 돼지콜레라의 원인균으로 처음 분리했다.

㉢ 살모넬라의 원인균은 장티푸스균, 장염균, 돼지콜레라균 등 동물의 대장균이라고 칭한다.

㉣ 잠복기는 일반적으로 식품 중의 균량, 균종, 환자의 저항력 등에 따라서 다르나 일반적으로 12~24시간 정도이다.

㉤ 중독 증상은 메스꺼움, 구토, 설사(녹색), 복통, 발열 등이 나타나고, 통상 2~3일 후에는 치유되고 치사율은 1% 이하이다.

㉥ 중증인 경우에는 탈수증상을 나타내거나 또는 쇼크상태, 혼수, 허탈상태를 거쳐서 사망하기도 한다.

㉦ 원인식품으로는 우유, 달걀 및 그 가공품, 식육, 어패류 및 그 가공품, 도시락, 튀김, 어육제품 등이 있다.

㉧ 기온과 습도가 높아서 균이 증식이나 활동이 활발해지는 5~10월에 많이 발생한다.

㉨ 예방법은 주요 감염원인 쥐(쥐의 분뇨), 파리, 바퀴벌레 등에 의한 식품오염을 방지하고, 식품을 저온보존하고, 섭취 전에 반드시 재가열한다.

㉩ 특히 인간에게 가장 많이 전파될 수 있는 닭과 달걀의 위생적인 관리가 매우 필요하다.

❷ 장염비브리오 식중독

㉠ 장염비브리오 식중독의 원인균은 소금물에서 번식하는 호염성 장염비브리오균이다.

㉡ 일반적으로 5~10월에 발생하며, 대부분 8월을 중심으로 7~9월에 집중적으로 발생한다.

㉢ 잠복기는 평균 10~18시간이며, 중독증상은 복통, 설사, 구토, 발열 등 급성위장염의 증상이 나타나며, 일반적으로 1~3일이 지나면 자연적으로 회복되나, 심한 설사가 계속되면 탈수증상에 빠져 사망에 이르는 경우도 있다.

㉣ 장염비브리오는 오염된 해수가 1차적 원인이며, 조리대나 도마, 행주, 칼 등을 통해 2차 오염된다.

㉤ 원인식품으로는 어패류가 많으며, 회, 초밥 등의 생식에서 많이 나타난다.

㉥ 예방법은 어패류를 깨끗하게 씻어서 먹고, 7~9월에 어패류 생식금지, 가열 조리 후 섭취, 2차 오염 가능성이 있는 조리기구를 자외선으로 소독하여 사용한다.

㉦ 호염성 균이기 때문에 물로 잘 씻어 소금기를 없애고 섭취하는 것이 도움이 된다.

㉧ 비오리오 폐혈증일 경우, 몸에 상처가 있는 경우, 바닷물에 들어간 경우 폐에 염증이 생겨 치사율이 50% 정도에 달한다.

❸ 병원성 대장균 식중독

㉠ E.coli O157은 장관출혈성 대장균(EHEC)이다.

㉡ 병원성 대장균은 식중독의 원인균은 사람이나 동물의 장내에 존재하는 장내세균이다.

㉢ 잠복기는 평균 10~234시간이며, 증상은 설사 증상이 나타나며, 급성위장염을 일으킨다.

㉣ Verotoxin, E.coli O157:H7은 용혈성요독증후군, 혈전혈소판 감소 등 심각한 합병증이 유발되며, 주요 감염원은 환자나 보균자의 분변이 감염원이며, 원인식품으로는 우유 및 가공품으로 알려지고 있다. 원인식품은 햄, 치즈, 샐러드, 분유, 두부 등이며, 예방법은 청결, 소독이 가장 우선적이며, 영유아 사이에서 전염되기 쉬우므로 유아용품 소독을 철저히 한다.

㉤ 장출혈성 대장균 감염증의 백신은 없으며, 접촉자들에 대한 예방적 항생제 투여도 추천되지 않는다.

(2) 독소형 식중독

독소형 식중독은 원인균이 생성한 독소에 의해서 발생되는 식중독으로서 포도상구균 식중독, 보툴리누스균 식중독, 웰치균 식중독 등이 있다.

❶ 포도상구균 식중독

포도상구균 식중독은 포도상구균이 식품 중에 증식하여 독소가 형성된 것을 섭취하였을 때 발생된다.

원인균은 황색포도상구균이며, 중독증상으로는 경부 압박감이 느껴지며, 메스꺼움, 구토, 설사 증상이 동반된다. 감염원은 주로 화농소나 콧구멍, 목구멍 등에 존재하는 포도상구균(손, 기침, 재채기 등)으로 조리인의 화농소(고름 염증, 상처부위), 일반인의 콧구멍에 보균되어 있는 균이다.

원인식품으로는 우유나 그 가공품, 유제품, 도시락, 기타 어패류 등 다양하다.

예방법은 조리자는 개인위생을 철저히 하고, 식품은 저온 저장하여 균의 증식을 막는 것이 도움이 된다.

❷ 보툴리누스균 식중독

보툴리누스균이 식중독의 원인균이며, 중독증상은 안구관련 증상(시력저하, 안검하수, 동공확대 등)이나 타액분비 저하, 언어장애, 신경마비 등이 나타난다.

세균성 식중독 중 치사율이 가장 높으며 원인식품으로는 밀봉식품(통조림, 병조림)이나 식육제품에서 가열이 불충분한 경우 발생한다. 예방법은 채소나 과일은 충분하게 세척 후 섭취하거나 가열 조리 후 섭취하면 도움이 된다.

❸ 웰치균 식중독

웰치균이 식중독의 원인균이며 중독증상은 급성 장염이다. 원인식품으로는 육류와 그 가공식품, 어패류와 그 가공식품이며, 가열 조리 후 실온에 방치된 식품에서 주로 발병된다.

따라서 예방법은 가열 조리 후 즉시 섭취하면 도움이 된다.

(3) 자연독 식중독

자연독 식중독은 동물이나 식물 중 자연독이 있는 식품을 섭취함으로써 발생되는 식중독으로 식물성 식중독과 동물성 식중독으로 구별된다.

❶ 동물성 식중독

동물성 식중독에서 가장 빈번하게 발생하는 식중독은 복어 식중독이다. 복어독은 테크로도톡신이라고 하며, 복어의 난소, 간, 장, 피부에 대량 존재한다. 중독 증상으로는 입술과 혀의 저림, 구토, 위통, 신경마비 등이 있다. 산란기 때 독성이 증가한다.

그 외 조개류 중에 섭조개나 검은 조개에 있는 삭시톡신은 신경마비, 사지마비의 증상을 유발한다. 모시조개, 바지락 등에 있는 베네루핀은 복통을 일으키는 자연독이 존재한다.

❷ 식물성 식중독

독버섯의 유독성분으로 무스카린이 있으며 중독증상으로는 위장장애 및 신경계 장애를 일으킨다. 감자의 유독성분은 솔라닌이며 운동중추의 마비작용을 유발한다.

그 외 매실의 아그미달린, 독미나리에 시큐톡신, 피마자에 리신 등이 있다.

(4) 화학물질에 의한 식중독

화학성 식중독은 식품의 구성성분 이외에 화학물질의 첨가 혹은 오염에 의해서 발생되는 식중독을 의미한다.

❶ 식품의 제조, 가공, 저장 중 혼입되는 유해물질

❷ 용기, 포장재 등으로부터 용출되는 유해물질(주석, 구리, 아연, 카드뮴, 안티몬, 수은)

❸ 유해성 감미료, 인공착색료 등과 같이 오용 또는 우연으로 첨가된 유해물질

중독증상은 구토, 설사, 복통, 메스꺼움, 경련, 입안착색, 구강염, 장염 등을 일으킨다.

(5) 진균에 의한 식중독

진균은 농산물의 저장, 유통 중에 오염된 진균에 의해 생성되는 유독 물질로 아플라톡신, 오크라톡신(ochratoxin), 제아레논(zealalenone) 등이 있다. 신장장애, 간장장애, 중추신경장애, 피부염, 간암을 유발한다. 곰팡이독은 곰팡이와는 달리 세척이나 가열로 제거되지 않고 조리, 가공 후에도 잔류하므로 농산물의 보관에 주의해야 한다.

03 보건과 영양

1 보건영양의 개념 및 목적

❶ 인간은 공기, 물, 음식물을 생명을 유지하기 위해서 반드시 필요로 한다.

❷ 영양은 음식물을 섭취함으로써 생명을 유지하며, 성장발육 및 신체조직을 보수하는 것이다.

❸ 보건영양은 지역사회 모든 주민을 대상으로 집단의 영양문제를 다루는 분야로, 공중보건의 목표인 지역사회 전체 주민의 건강 증진을 위하여 식생활의 결함을 개선하고, 영양부족이나 결핍이 없도록 하는 것이다.

❹ 세계보건기구(WHO)에서는 영양을 "생물이 생명을 유지, 성장, 장기와 조직의 정상적인 기능의 유지 및 에너지 생산 등을 위하여 음식물을 이용하는 과정"이라고 정의하였다.

❺ 영양소란 생명을 유지하고 생활을 계속 영위하는데 필요한 물질로서 탄수화물, 지방, 단백질이 3대 영양소이며, 무기질, 비타민, 물 등을 말한다. 영양소는 열량소, 조절소, 구성소로 나눈다.

2 보건영양 사업의 종류

보건영양 사업은 지역사회 주민을 대상으로 건강증진, 질병 예방 및 건강회복을 목표로 한다. 구체적으로 보건영양 사업의 종류는 다음과 같다.

❶ 영양소 결핍성 질환 예방

❷ 비만 및 과소체중 관리

❸ 성인병 관리

❹ 임산부 및 영유아 영양 관리

❺ 노인의 영양 관리

3 영양소의 작용

영양소는 인간의 몸을 구성하거나 에너지원으로 사용하는 물질이다. 영양소의 3대 기능은 신체의 열량공급, 신체 조직 구성, 신체 생리기능 조절이다.

❶ 신체의 열량공급

탄수화물, 단백질, 지방은 인간의 신체가 활동할 수 있는 에너지원으로서 열량을 공급한다. 탄수화물과 단백질은 1g당 4kcal의 열량이 발생되고, 지방은 9kcal의 열량을 발생시킨다.

❷ 신체조직의 구성

신체조직은 단백질(약 16%), 지방질(약 14%), 무기질(약 5%), 물(65%)로 구성되어 있다. 영양소는 세포와 조직을 이루고 나아가 신체를 구성하는 물질로서 작용하게 된다.

❸ 신체의 생리기능 조절

물, 무기질, 비타민 등의 영양소는 조절소라고 하며, 식품의 소화나, 신경작용, 내분비작용, 심장 박동 등에 중요한 역할, 즉 생리적 기능을 원활하게 하는 역할을 담당하고 있다.

The 알아보기

3대 영양소	탄수화물, 단백질, 지방	열량 공급작용
4대 영양소	탄수화물, 단백질, 지방, 무기질	신체 구성작용
5대 영양소	탄수화물, 단백질, 지방, 무기질, 비타민	신체 생리기능 조절작용
6대 영양소	탄수화물, 단백질, 지방, 무기질, 비타민, 물	체온유지, 영양소·노폐물 ·산소를 운반

4 영양소의 종류와 특징

(1) 탄수화물

탄수화물은 탄소(C), 수소(H), 산소(O)를 가지고 있는 유기화합물로 주로 열량 공급원으로 활용된다. 피로회복, 체온유지, 신체 성장 및 다른 영양소의 대사를 돕는 작용을 한다. 그러나 탄수화물의 과다 섭취 시 지방축적, 비만증을 유발한다. 영양소 최종분해산물(최소구성단위)은 일반적으로 포도당이다. 탄수화물의 대부분(약 96%)은 열량공급원으로 이용되며, 체내에서 글리코겐의 형태로 간에 저장한다. 우리나라 19~29세 성인의 하루 열량 권장량은 남자는 약 2,600Kcal, 여자는 약 2,100Kcal이다. 30~49세 성인 남자는 약 2,400Kcal, 여자는 1,900Kcal이다.

(2) 단백질

신체 구성의 주요 구성성분으로 신체의 열량 공급원이 되며, 신체에서 대사에 관여하는 효소, 조절에 관여하는 호르몬의 성분이 되고, 질병에 대한 면역체의 생리적 성분이 된다.
단백질이 부족하게 되면 발육부진, 부종, 빈혈, 지방간, 질병에 대한 저항력 감소 등 신체에 악영향을 끼친다. 반대로 단백질을 과다 섭취하게 되면 소화장애, 탈수현상, 비만을 유발할 수도 있다.
최종분해산물은 아미노산이며, 단백질 1일 필요량은 체중 1kg당 1g 정도이며, 안전한 섭취량은 1.3~1.6g이 되어야 충분하다. 함유식품은 우유, 치즈, 쇠고기, 생선, 조개류, 콩, 계란, 두부 등이 있다. 1~4세의 어린아이들은 급속 성장하기 때문에 다량의 단백질이 필요한데 결핍 시 콰시오커(Kwashiorkor)라 하여 발육정지, 신체의 소모, 빈혈, 부종, 혈청 단백질 감소, 머리색의 변화, 피부탄력성 감소 등이 나타나며, 에너지, 단백질 모두 결핍 시 마라스무스가 나타나기도 한다.

단백질을 구성하는 단위는 아미노산이며, 체내에서 열량소로 이용하는 아미노산은 약 20종인데, 이 중 필수아미노산(9종, TVTILLPMH)에는 Isoleucine, Leucine, Lysine, Methionine, Phenylalanine, Threonine, Tryptophan, Valine, Histidine 등이 있으며, 반드시 음식물을 통해 섭취되어야 한다.

(3) 지방

지방은 열량 발생량이 탄수화물과 단백질의 2배 이상이 되는 중요한 에너지원이며, 인체의 체온유지 및 피부보호 역할을 담당하고 활동에 필요한 에너지를 주는 영양소이다. 지방이 부족할 경우 허약, 빈혈, 피부병, 질병에 대한 저항력을 감퇴시킨다. 반면 과다 섭취 시에는 동맥경화증 및 심혈관 질환의 원인이 될 수 있다. 최종분해산물은 지방산, 글리세롤이다.

지방질은 영양물질의 저장고 역할을 하며, 지용성 비타민 A, D, E, K의 흡수를 돕는다.

1일 총 열량 중 권장구성비는 탄수화물 65%, 지방 20%, 단백질 15% 섭취를 권장한다.

(4) 비타민

비타민은 생명의 보존과 기능 유지를 담당하는 유기화합물이지만 인체에서 합성되지 않아서 식품을 통해 섭취해야 한다. 비타민은 발견 순서에 따라 알파벳으로 명명되고 있으며, 물에 대한 용해도 차이에 따라서 수용성(비타민 B, C)과 지용성(비타민 A, D, E, K)으로 나뉜다.

구분	종류	결핍증	함유식품
수용성	비타민 B1	각기병	돼지고기, 곡류, 두유 등
	비타민 B2	구각염, 피부염	생선, 우유, 채소, 곡류 등
	비타민 B6	신경장애, 빈혈, 근육약화, 피부염	곡류, 육류, 생선, 채소류 등
	비타민 B12	빈혈, 피로, 신경장애	육류, 어패류, 계란, 유제품
	비타민 C	괴혈병	채소, 과일류
지용성	비타민 A 항산화제	야맹증, 피부각화	녹색 및 적색채소, 간, 난황, 버터
	비타민 D	구루병(곱추병), 골연화	간, 난황, 버터
	비타민 E 항불임인자, 항산화제)	생식장애, 근육쇠약, 불임, 유산	간, 계란, 생선, 우유
	비타민 K	출혈	곡류, 녹색채소, 차, 과일, 우유 등

(5) 무기질

무기질은 신체골격 형성, 생리기능, 체내 삼투압 조절, 산과 염기의 균형 등의 역할을 담당한다. 우리 인체의 97%가 칼슘과 인으로 된 무기질로 구성되어 있다. 1:1로 함께 섭취하는 것이 도움이 된다.

종류	기능	결핍증	함유식품
칼슘	뼈와 치아의 구성성분	성장부진, 골연화증	유제품, 생선 뼈
나트륨	체내 수분함량 조절	저혈압, 구토, 설사	소금
인	뼈와 치아의 구성성분	골연화증, 골절	육류, 생선, 달걀
염소	산과 염기의 평형, 삼투압	식욕감퇴, 저성장	소금 및 가공식품
철	헤모글로빈의 성분	빈혈, 두통	달걀노른자, 간, 콩
요오드	갑상샘 기능 유지, 대사조절 호르몬	-	다시마, 미역, 김
아연	효소, 호르몬 기능에 관여	-	굴, 생선, 채소
구리	효소 구성성분	-	육류, 견과류, 과일
불소	충치예방, 뼈의 무기질 손실방지	-	물, 차

(6) 수분

수분(물)은 인체의 60~70%를 차지하고 있으며, 인체의 생리기능 조절, 영양소와 노폐물의 운반, 체온조절, 대사과정 촉진, 체액의 삼투압 조절 등을 수행하고 있다. 인체에서 수분이 5% 정도 손실되면 갈증을 느끼기 시작하고, 10% 정도 되면 신체 이상반응이 나타나며, 15% 이상 손실이 되면 생명의 위협이 발생된다. 인체의 구성성분 중 가장 많은 양을 차지하며, 성인의 경우 체중의 2/3가 수분이다.

5 에너지 대사

에너지 대사는 인체 내에서 섭취한 영양물질을 분해 및 합성하는 과정, 생체 성분이나 생명활동에 필요한 물질이나 에너지를 생성하는 과정, 불필요한 물질을 몸 밖으로 내보내는 일련의 모든 과정을 의미한다. 에너지 대사에는 기초대사, 활동대사, 특이동적 작용 등이 있다.

(1) 기초대사

1. 인체가 생명을 유지(호흡, 혈액순환, 배설작용 등)하기 위해 필요한 최소한의 에너지 대사를 의미하며, 이를 측정한 것이 기초대사량(BMR)이다.
2. 기초대사량은 연령, 성별, 인종, 영양상태, 체온, 기후 등의 영향을 받는다. 나이를 먹어감에 따라 기초대사량이 차츰 줄어들고, 생리 중에 최저가 되며, 그 후 차츰 증가해 생리 2~3일 전에 최고가 되며, 근육이 발달된 근육질형인 경우 기초대사량이 크며, 지방이 많은 비만형이나 골격이 발달한 마른형의 사람은 대사량이 작고, 겨울에는 체온의 손실량이 많아 이를 보충하기 위해 열의 생산이 활발하다.
   체표면적이 클수록, 기온이 낮을수록 열량 소모가 크고, 수면 때는 약 10% 감소된다.
3. 평균적으로 체중 1kg당 1시간 동안 약 1kcal가 소모된다. 60kg 성인의 경우 1,440kcal(60 × 24 = 1,440)를 소모한다.

(2) 활동대사

1. 직업적 노동, 가사노동, 여가시간 활동 등 생활을 유지하기 위한 활동에 따른 에너지 대사를 의미한다.
2. 노동할 때 소비되는 대사량을 기초대사량의 비율로 나타낸 값을 에너지 대사량이라 한다.

(3) 특이동적 작용(Specific Dynamic Action)

1. 식사 후 영양분이 소화·흡수되어 대사되는 과정에 필요한 에너지를 말한다.
2. 단백질은 섭취 열량의 약 30%, 탄수화물은 약 5%, 지방은 약 4%가 대사과정으로 소모된다.

04 영양상태 판정

영양상태를 판단하는 방법은 신체 계측, 혈액 검사, 의사의 진찰, 지역주민의 식생활 내용 조사, 연령별 특수 사망, 특수 질병의 이환율 등 다양한 방법이 있다.

1 신체계측

신체의 키, 체중, 흉위, 앉은 키 등을 계측하여 영양상태를 판정한다.

❶ **카우프 지수:** 영유아 및 학령 전 소아를 대상으로 사용되며, 22 이상은 비만, 15 이하는 마른 아이로 분류한다.

❷ **뢰러 지수:** 학령기 이후 아동을 대상으로 사용되며, 160 이상은 비만, 110 미만은 마른 아이로 판정한다.

❸ **성인의 비만도 측정:** 브로카(신장을 기준) 지수, 비만도, BMI, 복부비만도 등의 지수를 사용한다.

㉠ 브로카 지수는 표준체중에 비해 10% 이상은 과체중, 20% 이상은 비만이다.
㉡ 비만도 측정값이 10 이하면 정상, 10~20은 과체중, 20 이상은 비만이다.
㉢ BMI 지수에서는 20~24는 정상, 25~29는 과체중, 30 이상은 비만으로 판단한다.
㉣ 복부비만도는 남자의 경우 0.91 이상, 여자는 0.83 이상이면 복부 비만으로 진단한다.

The 알아보기

구분	공식
카우프(Kaup) 지수	체중(kg) /(신장(cm))2 = 104
뢰러(Rohrer) 지수	체중(kg) /(신장(cm))3 = 107
브로카(Broca) 지수	(신장(cm)−100) × 0.9
비만도(%)	(실체중−표준체중) / 표준체중 × 100
BMI(체질량 지수)	체중(kg) /(신장(m))^2
복부비만도	허리둘레(cm) / 엉덩이 둘레(cm)

* 아태지역주문(한국인 비만기준(BMI 기준))
저체중(18.5 미만), 정상체중(18.5~22.9), 과체중(23.0~24.9), 경도비만(25.0~29.9), 중등도비만(30.0~34.9), 고도비만(35.0 이상)

* 서구인 비만기준(WHO)
저체중(18.5 미만), 정상체중(18.5~24.9), 과체중(25.0~29.9), 경도비만(30.0~34.9), 경도비만(30.0~34.9), 중등도비만(35.0~39.9), 고도비만(40.0 이상)

2 생화학적 검사

혈액검사, 소변검사 등의 생화학적 검사로 영양상태를 판정하는 방법도 활용된다.

05 영양장애

영양장애는 영양소의 과량섭취나 부족으로 발생되는 비만증 혹은 결핍증의 건강장애나 질병상태를 의미한다.

1. **결핍증**: 필요 영양소의 결핍으로 발생되는 병적 상태
2. **저영양**: 열량섭취의 부족 상태
3. **영양실조**: 영양소의 공급이 절대적으로 부족한 상태
4. **기아상태**: 저영양과 영양실조 증상이 동시에 발생한 상태

08 CHAPTER 보건행정 및 가족보건

· 학습활동 ·

주요 학습활동(토론, 과제, 퀴즈 등)을 잊지 않도록 작성해두세요.

01 보건행정의 정의 및 체계

1 보건행정 개괄

(1) 보건행정의 정의

보건행정은 국민보건에 관한 활동으로서, 국민의 수명연장, 질병예방 및 육체적, 정신적 효율의 증진 등 공중보건의 목적을 달성하기 위하여 공공의 책임 하에 수행하는 행정활동이다.

즉, 공중보건 목적을 위해 공공의 책임과 의무 하에 국민의 생명을 연장하며, 질병예방을 비롯하여 육체적·정신적으로 건강한 활동을 증진하기 위한 행정행위이다.

보건행정은 공익을 위한 정책결정과 집행을 수행하며, 보건영역에서 건강한 국민생활을 증진하기 위한 행정행위이다.

보건행정은 공중보건학의 학리와 기술을 행정조직을 통해 일반대중의 생활 속으로 도입하는 사회적 과정이라고 정의할 수 있으며, 보건행정의 궁극적인 목표는 모든 국민의 건강수준을 균등하게 향상시키는 것이라 할 수 있다. 이러한 목표달성을 위해 개인이나 지역사회의 노력이 되어야 한다.

(2) 보건행정의 특성

보건행정은 지역사회 주민 전체의 건강증진 목적을 달성하기 위한 사업이기에 보건행정 행위가 사회구성원의 건강향상이므로 공공성과 사회행정적 성격을 띠고 있다.

❶ 공공성과 사회성

보건행정은 지역사회 주민의 건강증진 목적을 달성하기 위한 사업이며, 보건행정 행위가 사회 구성원 전체의 건강을 목표로 하기에 공공성과 사회성을 가져야 한다.

❷ 봉사성

지역사회 전체 주민의 건강 향상을 위해 공공기관이 적극적으로 봉사하는 행정이다.

❸ 조장성과 교육성

보건행정은 지역주민을 교육 또는 자발적인 참여를 유도하는 방향으로 정책을 수립하고, 실시함으로써 조장행정 또는 교육행정의 성격을 가지고 있다.

❹ 과학성과 기술성

보건행정은 의학, 면역학, 생리학 등의 자연과학적 기술과 지식을 활용하고 있어, 과학행정적 측면과 기술행정적 측면을 갖는다.

2 보건행정의 역사

(1) 고대 및 후삼국시대(~935)

우리나라 보건의료의 역사는 고대 역사문헌인 단군신화나 위지동이전 등의 기록에서 살펴볼 수 있다. 이들 기록에서 살펴보면 고대인들은 시체를 매장하였으며, 청결하게 의복을 입고 다니므로 위생에 관한 관심이 컸음을 짐작할 수 있다. 이 시대는 질병을 하늘에서 내릴 계시로 간주하는 경향이 있었다. 고구려 시대에는 왕실치료를 담당하는 시의 제도가 있었다고 전해진다. 백제시대에는 의약에 관한 업무를 담당하던 약부와 의박사 및 채약사라는 관직이 있었다. 통일신라시대에는 의료행정을 담당하는 약전이 있었고, 약전에 근무하는 공봉의사(의관) 제도가 있었다.

(2) 고려시대(936~1392)

태의감은 왕실과 관리를 위한 의료기관으로 설치되었던 반면에, 제위보는 빈민의 구호 및 질병치료를 담당하였던 기관이었다. 이후 동서대비원을 설치하여 빈민 구제를 위해 노력하였고, 혜민국을 설치하여 서민 질병 치료를 전담하게 하였다.

(3) 조선시대(1392~1910)

조선시대에는 내의원에서 왕실의 치료를 담당하였고, 혜민서는 서민의료를 담당하였으며, 활인서에서는 전염병 환자의 치료를 전담하였다.

조선 후기에는 최초의 근대의료기관인 광혜원(이후 제중원으로 개칭)이 설립되었고, 서양의학을 교육하는 경성의학교가 설립되었으며, 1899년에 설립된 우리나라 최초의 서양의학적 지식교육기관이다. 조선후기 선조 때 허준이 동의보감을 집필하여 오늘날까지도 동북아시아권에서 한방의학의 중요한 자료로 이용되고 있다.

(4) 일제 강점기(1910~1945)

조선총독부 관할로 경성에는 경무총감부의 경찰국 위생과에서 보건위생업무를 진행하였다. 당시에 천연두, 장티푸스, 이질, 디프테리아 등 전염병이 창궐하여 감염병에 대한 관련 법규가 제정되어 관리를 진행하였다. 의료기관으로는 경성에 총독부 의원이 있었고, 각 지방에는 자혜의원이 있었다.

(5) 광복과 미군정시대(1945~1948)

1945년 광복 이후에 미군정청에서 위생국(보건후생국)을 설치하여 각종 공중보건 사업을 실시하기 위한 기틀을 만들었다.

(6) 대한민국 정부 수립 이후(1948년 ~)

❶ 보건·후생·노동·주택 및 부녀문제에 관한 사무를 관장하기 위해 1948년 사회부 신설

❷ 국민보건·위생·의정·방역 및 약정에 관한 사항을 분장하기 위해 1949년 보건부 신설

❸ 의무·방역·보건·위생·약무·구호·원호·후생·주택·부녀문제 및 노동에 관한 사무를 관장하기 위해 1955년 보건부와 사회부를 통합하여 보건사회부 설립

❹ 보건위생·방역·의정·약정·생활보호·자활지원·여성복지·아동(영유아보육 제외)·노인·장애인 및 사회보장에 관한 사무를 관장하기 위해 1994년 보건사회부를 보건복지부로 개편

❺ 보건위생·방역·의정·약정·생활보호·자활지원 및 사회보장·아동(영유아보육을 포함)·청소년·노인·장애인 및 가족에 관한 사무를 관장하기 위해 2008년 2월 보건복지부를 보건복지가족부로 개편

❻ 보건복지가족부의 청소년·가족 기능을 여성부로 이관하고, 보건복지정책 중심으로 사무를 관장하기 위해 2010년 3월 보건복지가족부를 보건복지부로 개편

사회부	보건부	보건사회부	보건복지부	보건복지가족부	보건복지부
1948~1955	1949~1955	1955~1994	1994~2008	2008~2010	2010~

3 보건 행정 조직

(1) 중앙 보건 행정 조직

❶ 보건복지부

보건행정 업무의 중앙 조직은 보건복지부이다. 보건복지부는 보건 위생, 방역, 의정(의료 업무), 약정(의약품, 의료기구, 화장품 등), 보건산업, 기초생활보장, 자활지원, 사회보장 및 사회서비스 정책, 인구, 출산, 보육, 아동, 노인 및 장애인에 관한 사무를 관장하고 있다.

❷ 보건복지부 소속기관

보건복지부의 업무를 지원하기 위하여 질병관리청, 국립정신건강센터, 국립병원, 국립재활원, 오송 생명과학지원센터, 망향의 동산 관리원, 건강보험 분쟁조정위원회 사무국 등을 두고 있다.

❸ 보건복지부 산하기관

보건복지부 산하기관으로는 국민건강보험공단. 국민연금공단, 건강보험심사평가원, 대한적십자사, 국립암센터, 국립중앙의료원 등이 있다.

(2) 지방 보건 행정 조직

지방 보건 행정 조직은 시, 군, 구에는 보건소와 시립병원, 읍·면에는 보건지소, 리·동에는 보건진료소 및 건강생활지원센터가 설치되어 운영된다.

기관명	설치기준	비고
보건소	시, 군, 구마다 1개소 설치	지역보건법
보건지소	읍, 면 단위마다 1개소 설치	지역보건법, 시행령
보건진료소	인구 500명 이상 5,000명 단위의 리, 동을 관할 구역(의료취약지역)	농어촌 등 보건의료를 위한 특별조치법
건강생활지원센터	읍, 면, 동 단위 1개소 설치	만성질환 예방 및 건강한 생활습관 형성을 지원 지역보건법, 시행령

(3) 보건소의 역사

보건소 활동의 효시는 1859년에 영국의 리버풀(Liverpool)에서 윌리엄 래스본(William Rathborne)이 보건간호사업과 가정방문사업을 계획하여, 1862년에 리버풀시를 18개로 나누어 방문간호원을 배치하고, 모자보건상담과 보건지도를 시작한 것으로 알려져 있다. 1887년에는 영국의 에든버러(Edinborgh)에 필립(Phillp)이 건강상담소를 설치하여 결핵 관리와 영유아사망에 대한 사업을 하였다.

현대적 의미의 보건소 개념은 1920년 영국의 도슨위원회(Dawson Committee)에 의하여 제창되었으며, 경제적 효율성과 더불어 일반주민과 의료전문직이 만족할 수 있는 조직을 만들어 가난한 사람뿐만 아니라 일반 지역주민에게 예방보건 사업과 치료 사업을 종합적으로 제공하고자 하였다.
우리나라의 보건소는 해방 이후 미군정에 의해서 처음으로 도입하였으며, 1946년 10월에 서울의 시범보건소에 설치된 것이 최초의 보건소이다.

(4) 보건소의 기능 및 업무

건강친화적인 지역사회 여건의 조성, 지역보건 의료정책의 기획, 조사, 연구 및 평가, 보건 의료인 및 [보건의료기본법] 제3조 제4호에 따른 보건의료기관 등에 대한 지도, 관리, 육성과 국민보건 향상을 위한 지도·관리, 조성, 보건의료 관련기관, 단체, 학교, 직장 등과의 협력체계 구축, 지역주민의 건강증진 및 질방예방, 관리를 위한 지역보건 서비스 제공(지역보건서비스: 국민건강증진, 구강건강, 영양관리사업 및 보건교육, 감염병의 예방 및 관리, 모성과 영유아의 건강유지, 증진, 여성, 노인, 장애인의 건강 유지, 증진, 정신건강 증진 및 생명존중에 관한 사항, 지역주민에 대한 진료, 건강검진 및 만성질환 등의 질병 관리에 관한 사항, 가정 및 사회복지시설 등을 방문하여 행하는 보건의료사업)

(5) 보건지소의 기능 및 업무

보건소의 업무수행을 위하여 필요하다고 인정하는 경우에는 대통령령으로 정하는 기준에 따라 지방자치단체의 조례로 보건지소를 읍·면마다 1개씩 설치할 수 있고, 지역주민의 보건의료를 위하여 설치·운영한다. 기능 및 업무는 일반 및 치과의 일차 진료와 예방접종, 고혈압 및 당뇨병 관리, 결핵 및 감염병 관리 등의 보건사항을 담당한다.

(6) 보건진료소의 기능 및 업무

보건진료소는 의사가 배치되어 있지 아니하고 계속하여 의사를 배치하기 어려울 것으로 예상되는 의료 취약지역에서 보건진료 전담공무원으로 하여금 의료행위를 하게 하기 위하여 시장·군수가 설치·운영하는 보건의료시설을 말한다. 보건의료 취약지역의 주민에게 보건의료를 제공하기 위하여 보건진료소를 설치·운영한다.
보건전담 공무원의 의료행위의 업무범위는 상병 상태를 판별하기 위한 진찰·검사, 환자의 이송, 외상 등 흔히 볼 수 있는 환자의 치료 및 응급조치가 필요한 환자에 대한 응급처치, 상병의 악화 방지를 위한 처치, 만성병 환자의 요양지도 및 관리, 정상분만 시의 분만개조, 예방접종, 의료행위에 따르는 의약품의 투여 업무를 진행한다.

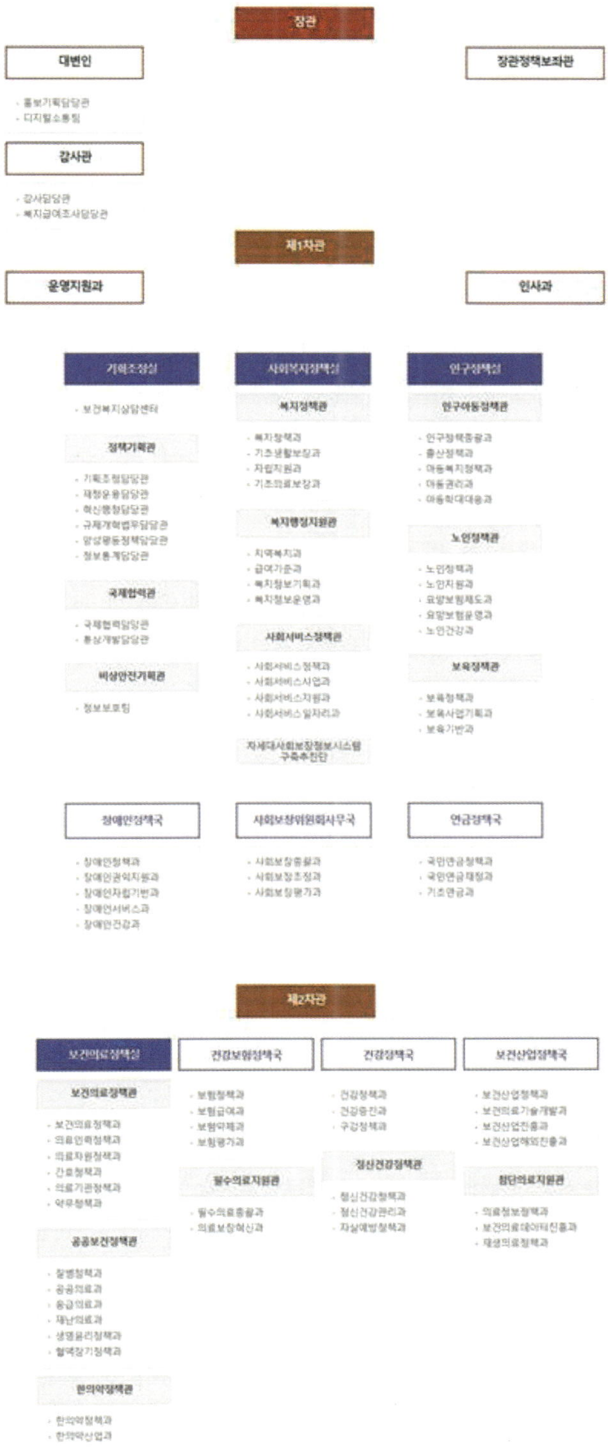
장관
대변인
- 홍보기획담당관
- 디지털소통팀
갑사관
- 감사담당관
- 복지급여조사담당관
장관정책보좌관
제1차관
운영지원과
인사과
기획조정실
- 보건복지상담센터
정책기획관
- 기획조정담당관
- 재정운용담당관
- 혁신행정담당관
- 규제개혁법무담당관
- 양성평등정책담당관
- 정보통계담당관
국제협력관
- 국제협력담당관
- 통상개발담당관
비상안전기획관
- 정보보호팀
사회복지정책실
복지정책관
- 복지정책과
- 기초생활보장과
- 자립지원과
- 기초의료보장과
복지행정지원관
- 지역복지과
- 급여기준과
- 복지정보기획과
- 복지정보운영과
사회서비스정책관
- 사회서비스정책과
- 사회서비스사업과
- 사회서비스지원과
- 사회서비스 일자리과
차세대사회보장정보시스템
구축추진단
인구정책실
인구아동정책관
- 인구정책총괄과
- 출산정책과
- 아동복지정책과
- 아동권리과
- 아동학대대응과
노인정책관
- 노인정책과
- 노인지원과
- 요양보험제도과
- 요양보험운영과
- 노인건강과
보육정책관
- 보육정책과
- 보육사업기획과
- 보육기반과
장애인정책국
- 장애인정책과
- 장애인권익지원과
- 장애인자립기반과
- 장애인서비스과
- 장애인건강과
사회보장위원회사무국
- 사회보장총괄과
- 사회보장조정과
- 사회보장평가과
연금정책국
- 국민연금정책과
- 국민연금재정과
- 기초연금과
제2차관
보건의료정책실
보건의료정책관
- 보건의료정책과
- 의료인력정책과
- 의료자원정책과
- 간호정책과
- 의료기관정책과
- 약무정책과
공공보건정책관
- 질병정책과
- 공공의료과
- 응급의료과
- 재난의료과
- 생명윤리정책과
- 혈액장기정책과
한의약정책관
- 한의약정책과
- 한의약산업과
건강보험정책국
- 보험정책과
- 보험급여과
- 보험약제과
- 보험평가과
필수의료지원관
- 필수의료총괄과
- 의료보장혁신과
건강정책국
- 건강정책과
- 건강증진과
- 구강정책과
정신건강정책관
- 정신건강정책과
- 정신건강관리과
- 자살예방정책과
보건산업정책국
- 보건산업정책과
- 보건의료기술개발과
- 보건산업진흥과
- 보건산업해외진출과
첨단의료지원관
- 의료정보정책과
- 보건의료데이터진흥과
- 재생의료정책과

【그림 8-1】 보건복지부 조직도(출처: 보건복지부, 2019)

02 사회보장과 국제보건기구

1 사회보장

(1) 정의

사회보장은 출산, 양육, 실업, 노령, 장애, 질병, 빈곤 및 사망 등의 사회적 위험으로부터 모든 국민을 보호하고 국민 삶의 질을 향상시키는 데 필요한 소득 · 서비스를 보장하는 사회보험, 공공부조, 사회서비스를 말한다(사회보장기본법).

세계 최초의 사회보장제도는 독일의 비스마르크(Bismark)에 의해 창시되었으며, 1935년 미국에서는 최초로 사회보장법을 제정하였다. 사회보장제도가 가장 발달한 국가로는 영국을 말할 수 있는데, 영국의 사회보장제도의 정의는 "요람에서 무덤까지"라는 국민생활 전반에 대한 사회보장성을 실천하는 것을 명시하고 있다.

국가차원의 사회보장제도는 국가의 개입과 관여가 매우 중요한 의미를 가지며, 자국민을 보호하기 위한 질병, 장애, 노령, 실업, 사망 등 각종 사회적 위험으로부터 모든 국민을 보호하고 빈곤을 해소하며, 국민생활의 삶의 질을 향상시키기 위하여 제공되는 사회보험, 공공부조, 사회복지서비스 및 관련 복지제도를 말한다. 사회보장의 3대 요소는 모든 국민을 대상으로, 국가가 책임지고, 최소한의 생활을 보장하는 제도이다. 즉, 국가는 모든 국민을 대상으로 최소한의 생활권과 건강권을 보장할 수 있어야만 하는 것을 주장할 수 있다.

+ The 알아보기

비버리지(W. Beveridge 영국의 경제학자)는 '사회보장을 질병 혹은 재해에 의하여 수입이 중단된 경우의 대처, 노령에 따른 퇴직이나 본인 이외의 사망에 의한 부양 상실의 대비 그리고 출생 · 사망 · 결혼 등과 관련된 특별한 지출을 감당하기 위한 소득보장을 의미하는 것'으로 정의하였다.

(2) 사회보장의 종류

모든 국민이 다양한 사회적 위험에서 벗어나 행복하고 인간다운 생활을 누릴 수 있도록 자립을 지원하며, 사회참여 · 자아실현에 필요한 제도와 여건을 조성하여 사회통합과 행복한 복지사회를 실현하는 것을 기본 이념으로 하는 사회보장에는 사회보험, 공공부조, 사회서비스 사업이 있다.

1963년 산재보험 시행을 통하여 사회보험의 제도 시행이 도입되었으며, 이후 건강보험과 국민연금, 고용보험 등이 시행되었다. 기초생활 보장과 의료급여를 제공하고 있으며, 최소한의 국민 생활과 건강권을 바로잡기 위하여 노인복지, 아동복지, 장애인복지, 부녀자복지 등 사회복지서비스를 전개하고 있다.

사회보험	국민에게 발생하는 사회적 위험을 보험의 방식으로 대처함으로써 국민의 건강과 소득을 보장하는 제도 소득보장: 국민연금, 고용보험, 산재보험 건강보장: 건강보험, 산재보험, 노인장기요양보험
공공부조	지방자치단체의 책임 하에 생활 유지 능력이 없거나 생활이 어려운 국민의 최저생활을 보장하고 자립을 지원하는 제도 소득보장: 기초생활보장, 기초연금, 건강보장: 의료급여
사회서비스	국가 · 지방자치단체 및 민간부문의 도움이 필요한 모든 국민에게 복지, 보건의료, 교육, 고용, 주거, 문화, 환경 등의 분야에서 인간다운 생활을 보장하고 상담, 재활, 돌봄, 정보의 제공, 관련 시설의 이용, 역량 개발, 사회참여 지원 등을 통하여 국민의 삶의 질이 향상되도록 지원하는 제도 노인복지, 아동복지, 장애인복지, 부녀자복지

❶ 사회보험

질병, 장애, 노령, 실업, 사망 등의 사회적 위험에 대처하고 국민의 건강과 소득을 보장하기 위한 제도이다. 우리나라의 4대 사회보험은 건강보험, 연금보험, 고용보험, 산재보험(산업재해보상보험)이다.

㉠ 건강보험

건강보험제도는 1977년 직장 근로자를 대상으로 하는 직장의료보험에서 출발하여, 1989년 모든 국민을 대상으로 하는 국민건강보험으로 확대·실시되었다.

건강보험은 일상에서의 우연한 부상이나 질병으로 인해 국민의 돈이 일시에 소비되어 가계가 망가지는 것을 막기 위해 만들어졌으며, 이를 위해 국민들은 평소에 보험료를 냈다가 사고 발생 시 보험급여를 받는 시스템으로, 국민 모두가 서로 위험을 분담하고 의료서비스를 제공받는 사회보장제도이다.

㉡ 연금보험

연금보험은 18세 이상 60세 미만의 국민 및 국내 거주 외국인이 적용대상이 되는 국민연금과 특정 직업간 가입이 가능한 직역연금(공무원연금, 사학연금, 별정우체국연금, 군인연금)이 있다.

국민연금	직역연금			
	공무원연금	사학연금	별정우체국연금	군인연금
18세 이상 60세 미만	공무원, 법관, 경찰	사립학교 교직원	별정우체국 직원	하사 이상의 직업군인

ⓒ 고용보험

고용보험은 전통적 의미의 실업보험의 사업뿐만 아니라 고용안정사업과 직업능력사업 등의 노동시장 정책을 적극적으로 연계하여 통합적으로 실시하는 사회보장보험이다.

1995년 시작되어 1998년 10월 1일부터 1인 이상의 근로자를 고용하는 사업 및 사업장에서는 의무적으로 고용보험에 가입하여야 한다.

ⓡ 산업재해보상보험(산재보험)

산재보험은 근로자의 업무상의 재해를 신속하고 공정하게 보상하며, 재해근로자의 재활 및 사회 복귀를 촉진하기 위하여 이에 필요한 보험시설을 설치 · 운영하고, 재해 예방과 그 밖에 근로자의 복지 증진을 위한 사업을 시행하여 근로자 보호에 이바지하는 것을 목적으로 한다(산업재해보상보험법).

산재보험의 종류는 요양급여, 휴업급여, 장애급여, 유족급여, 장의비, 간병급여, 상병보상연금, 직업재활급여 등이 있다.

✚ The 알아보기

상병보상연금은 2년 이상 장기 요양 후에도 부상이나 질병이 치유되지 않을 경우 휴업급여를 대신하여 지급하는 연금을 의미한다.

❷ 공공부조

지방자치단체의 책임 하에 생활 유지 능력이 없거나 생활이 어려운 국민의 최저생활을 보장하고 자립을 지원하는 제도이다. 저소득계층의 생활을 보장하고 자립을 지원하는 제도로 국민기초생활보장제도, 의료급여제도 및 기초연금제도 등이 있다.

❸ 사회서비스

사회서비스는 국가 및 지방자치단체나 민간 부문의 도움이 필요한 모든 국민에게 복지, 보건의료, 교육, 고용, 주거, 문화, 환경 등의 분야에서 인간다운 생활을 보장하고 상담, 재활, 돌봄, 정보의 제공, 관련 시설의 이용, 역량 개발, 사회 참여 지원 등을 통하여 국민의 삶의 질이 향상되도록 지원한다. 노인복지, 장애인복지, 아동복지, 여성복지 등이 이에 해당한다.

2 국제보건기구

국제보건행정은 인류 전체의 건강증진과 질병퇴치, 기아와 빈곤 대책, 환경 오염 문제 등에 대응하기 위한 국제사회의 공동노력을 결집하기 위한 목적으로 설립되었다. 대표적인 국제보건 행정조직은 세계보건기구(WHO)와 국제아동긴급기금(유니세프, UNICEF), 유엔환경계획(UNEF), 유엔식량농업기구(FAO) 등이 있다.

국제보건행정은 국제적 협력을 통한 전 인류사회의 건강증진 노력, 이념과 사상을 초월한 질병 관리의 협력, 보건진료의 지식과 기술의 교환, 전 인류공동체의 건강한 생활증진 등의 목적으로 설립되었다.

기구명	주요 활동
세계 보건기구(WHO)	국제보건사업의 조정, 기술 지원, 전문가 파견
유엔아동긴급기금(UNICEF)	아동의 보건복지 향상
유엔환경계획(UNEF)	지구의 환경보전
유엔식량농업기구(FAO)	농업, 식량, 영양에 대한 연구 및 지원

(1) 세계보건기구(WHO, World Health Organization)

국제공중보건처가 감염병 등 예방을 위하여 다수 국가가 모여 국제적인 협력을 이루어 왔고, 제2차 세계대전 이후 국제연합구호부흥행정처(UNRRA)가 1943년 미국을 비롯하여 44개 국가가 모여 질병전파의 예방을 주로 한 국제간의 협력이 이뤄지고 오다가, 1946년에 WHO 발족의 기초가 되었다.

세계보건기구(World Health Organization)는 1946년 뉴욕에서 개최된 국제보건회의의 의결에 의하여 1948년 4월 7일 국제연합(UN)의 보건전문기관으로 발족되었으며, 세계보건기구의 헌장은 1960년과 1975년 각각 개정되었다. 우리나라는 1949년 8월 17일에 65번째 회원국으로 정식 가입하였으며, 북한은 1973년 5월에 138번째로 가입하였다.

세계보건기구는 스위스의 제네바에 본부를 두고 있으며, 산하에 6개(동지중해, 동남아시아, 서태평양, 남북아메리카, 유럽, 아프리카) 지역사무소가 있으며, 우리나라는 서태평양 지역사무소에 소속되어 있다.

세계보건기구의 목적은 헌정 제1조에 "모든 인류가 가능한 한 최고 수준의 건강을 달성하도록 하는데 있다"라고 명시하고 있으며, 그 목적의 실현을 위하여 다음과 같은 원리를 선언하고 있다.

1. 건강이란 질병이 없고 허약하지 않을 뿐만 아니라 육체적, 정신적, 사회적 안녕이 완전한 상태를 의미한다.
2. 인간이 성취할 수 있는 최고 수준의 건강을 향유하는 것은 종족, 종교, 정치적 신념 등과 관계없이 모든 인류의 기본권이다.
3. 전 인류의 건강은 평화와 안전보장을 성취하는 기초이다.
4. 어느 국가나 국민의 건강을 유지·증진하는 일은 가장 가치있는 일이며, 모든 국가는 국민의 건강 향상을 이룩하기 위하여 적절한 보건사회적 조치나 관리 등의 노력을 하여야 할 책임이 있다.

03 가족보건

1 모자보건의 정의와 목적

여성이 임신, 분만, 수유를 하는 기간과 6세까지의 영유아의 보건 관리를 모자보건이라고 정의하며, 모성보건과 영유아보건으로 세분할 수 있다.

The 알아보기

'모자보건법에는 '모성(母性) 및 영유아(嬰幼兒)의 생명과 건강을 보호하고 건전한 자녀의 출산과 양육을 도모함으로써 국민보건 향상에 이바지하기 함을 목적으로 한다'라고 명시되어 있다.
모성의 건강을 보호하고 증진하여 건강한 자녀를 출산하게 하고, 태어난 어린이를 건강하게 성장, 발육하게 하여 타고난 잠재력을 최대한 발휘할 수 있게 하는 것이다.

2 모성보건

(1) 모성보건 관리

모성은 넓은 의미로 임산부와 가임기(15~49세)의 여성을 의미하기도 하지만, 임신과 분만, 산욕, 수유기의 여성을 일컫는 좁은 의미로도 사용된다. 모성보건은 산전 관리, 분만 관리, 산후 및 수유 관리 등이 있다.

❶ **산전 관리**: 임신기간 중 산모의 진찰과 진단을 통한 이상 임신, 임신 합병증, 영양 관리 등을 진행한다.

❷ **분만 관리**: 산모와 태아의 안전 분만 및 산모의 건강을 위한 보건 관리이다.

❸ **산후 및 수유 관리**: 신생아와 산모의 건강을 위해 수유, 섭생 등의 건강 관리이다.

(2) 모성의 주요 질병

❶ **임신중독증**: 임신 중에 단백질 부족, 티아민 부족, 빈혈 등에 의해 발생된다. 모성의 태아 유산 및 조산의 원인이 되기도 하며, 임신중독증 증상은 고혈압, 부종, 단백뇨 등이 있다.

❷ **출혈**: 원인 불명으로 출혈이 발생할 수 있으며, 출혈 시 의사의 치료가 필요하다.

❸ **욕열**: 비위생적인 분만에 의한 감염으로 발열현상이 발행하는 것을 의미한다. 산욕열은 산욕기(출산 6~8주)에 감염에 의한 심한 열현상이 일어난다.

❹ **자궁 외 임신**: 세균감염으로 발생되며 임산부는 극심한 복통을 호소하기도 한다.

(3) 모성의 건강 관리

모성은 임신기간 중 정기적인 검진을 받고, 일상생활에서 충분한 수면과 휴식을 보장받아야 한다. 임신 후반기와 수유기에는 영양 소모량이 증가하므로 태아발육, 모유 분비에 필요한 영양소를 공급해야 한다. 특히 칼슘, 철, 인, 비타민 등이 많이 함유된 음식을 섭취하고, 자극적인 음식은 가급적 피하는 것이 좋다. 모성건강 관리로는 정기적 검진(임신 28주까지: 매월 1회, 임신 29주~36주: 격주1회, 임신 37주 이후: 매주 1회 이상)이 필요하며, 수면은 하루 8시간 이상이 필요하며, 심한 운동, 여행은 삼가며, 임신 중 성생활은 임신 초 6주와 8개월 이후 산후 6~8주까지는 금해야 한다.

임산부 유방 관리는 임신 4개월 후부터 따뜻한 물(온수)로 닦아주고, 무기질이 풍부한 음식, 칼슘과 철분 등을 충분히 섭취하는 것이 좋다.

3 영유아보건

(1) 영유아의 구분

초생아	신생아	영아기	유아기	학동기	청소년기
출산 후 7일 미만	출생 후 28일 미만	출생 후 1년 미만	생후 6세 미만	6~11세	12~20세

출생전기는 수정에서 출생까지, 주산기는 제29주에서 생후 1주까지를 의미한다. 유산은 임신초기부터 7개월(29주)까지의 분만, 조산은 임신 8개월 초부터 9개월 반(38주)까지의 분만, 사산은 임신 4개월 이후의 사태아 분만을 뜻하며, 자연사산과 인공사산이 있다,

(2) 영유아의 질병

❶ **선천성 기형**: 임신 중 방사능 과도 노출, 화학약품 복용 등에 의해 기형아를 출산할 수 있으며, 임신 초기 풍진 감염으로 백내장아, 농아를 출산하는 경우도 있다.

❷ **발육이상**: 영유아의 발육이상으로 태아의 체중이 2.5kg 미만으로 출생(미숙아)되거나 체중이 4.5kg 이상으로 출생(비만아)될 수도 있다. 미숙아는 출생 시 체중 2.5kg 미만 아이로 출산기간 제29 ~ 제38주 사이에 분만아로서 신장 50cm 이하를 미숙아라고 한다. 미숙아의 경우 체온의 조절불능, 호흡장애, 소화장애, 조혈기능 부족, 질병 및 독성에 대한 감수성이 높으므로 체온보호, 영양공급, 전염병감염 방지, 호흡 관리를 철저히 하여야 한다.

(3) 영유아 보건 관리

영유아보건 지표는 신생아사망률, 영아사망률, 주산기사망률(29주에서 생후 1주), a-index 등이 있다.

❶ 신생아 보건 대책

신생아는 영양 관리(모유, 인공영양)가 중요하며 선천성 대사이상 유무를 확인하고, 질병 감염 방지를 위한 위생 관리, 예방접종 실시, 조산아와 기형아 등에 대한 관리 대책이 필요하다.

❷ 영아 보건 대책

영아기는 예방접종과 전염병 감염예방이 가장 중요하며, 사고예방, 영양 및 이유식 관리, 청결 등이 중요하다.

❸ 유아 보건 대책

유아기는 불의의 사고에 대한 대비, 기관지염이나 폐렴 등 호흡기계 질환 및 각종 소화기계 질병에 대한 예방이 필요하다.

04 노인보건

1 노인의 정의

노인은 생리적, 신체적 기능이 쇠퇴되고, 심리적인 변화로 인해 자기 유지기능과 사회적 역할기능이 약화된 사람이라고 정의된다. 국제연합(UN)에서는 65세 이상을 노인으로 규정하고 있으며, 다음과 같이 65세 이상 인구 구성비로 사회특성을 분류한다.

구분	기준	비율
청년기사회	전체 인구 중 65세 이상 노인 인구가 차지하는 비율	4% 미만
장년기사회		4~7% 미만
고령화사회		7~14% 미만
고령사회		14~21% 미만
초고령사회		21% 이상

우리나라는 2000년 고령화사회에 진입한 지 17년 만인 2017년에 고령사회로 들어섰다. 2017년 한국의 고령인구는 711만 5,000명으로 전체 인구의 14.2%를 차지했다

+ The 알아보기

우리나라 노인복지법에서는 65세 이상에 대하여 경로 우대 대상자로 인정하고 있으나, 사회통념상 근로의 정년을 맞이하는 시점에서 노인으로 분류되기도 한다.

2 노인보건의 목적

노인보건은 노인의 질환을 사전예방 또는 조기발견하고 질환상태에 따른 적절한 치료 · 요양으로 심신의 건강을 유지하고, 노후의 생활안정을 위하여 필요한 조치를 강구함으로써 노인의 보건복지증진에 기여함을 목적으로 한다.

3 노인의 신체적 변화

❶ **피부변화:** 주름과 피부 처짐이 발생하고, 피부층이 얇아진다.

❷ **근골격계:** 근육의 탄력성이 감소하고 골다공증, 근육위축이 발생하고 쉽게 골절이 될 수 있다.

❸ **심혈관계:** 혈압이 증가하고 체온이 낮아지는 등 신진대사가 저하되고 동맥경화가 나타난다.

❹ **감각기능:** 시력저하, 눈의 조절기능 약화, 후각기능의 퇴화 등이 나타난다.

❺ **소화기능:** 소화효소 분비저하로 소화기능 등이 약화된다.

4 노인의 건강 관리

❶ 생리기능과 생활리듬을 적절히 조화시키는 생활습관을 유지하기 위해 노력한다.

❷ 적절한 영양 관리를 위한 균형 잡힌 식단을 유지한다.

❸ 충분한 수면과 적당한 운동으로 몸의 활력을 유지한다.

❹ 정기적인 건강검진과 건강교육을 받는다.

5 노인의 보건 관리

❶ **노인정책과:** 치매검진사업, 치매치료관리비지원사업, 노인실명예방 관리, 노인돌봄기본서비스사업, 노인돌봄종합서비스사업 등 노인과 관련된 정책을 집행하고 있다.

❷ **노인지원과:** 노인 일자리 및 사회활동 지원사업, 노인자원봉사 활성화, 장사제도 등의 지원을 통해 노인의 육체적, 정신적 건강상태를 돌보기 위해 국가는 다양한 사회 안전망을 구축중이다.

09 CHAPTER 인구와 보건 및 정신보건

· 학습활동 ·

주요 학습활동(토론, 과제, 퀴즈 등)을 잊지 않도록 작성해두세요.

01 인구와 보건

1 인구이론

(1) 정의

인구(population)는 일정한 기간에 일정 지역 내에 생존하는 인간의 집단을 말하며, 정치적, 경제적으로 생활권을 같이 하며, 집단생활을 하는 주민 총체, 시간적 공동체이다.

즉, 일정한 기간 내에 일정한 지역에서 생존하는 인간의 생명 공동체를 의미하며, 인종, 민족, 국민 등을 구별하지 않고 현재 살고 있는 내국인, 외국인 전체를 말하며, 내국인이라도 외국에 거주하면 제외되어야 한다.

인구와 관계되는 용어로는 인구(시공동체 개념), 인종(생물학·혈연적 중심의 유전공동체), 국민(법적인 국적공동체), 민족(문화적 정서의 공유에 따른 문화공동체 개념)으로 사용되어 왔다.

인구론이란 인구에 대한 분석학적인 연구를 의미하는 것으로 지역사회 인구의 과학적인 특성을 연구하는 학문이다. 인구는 출생과 사망, 이동의 3요소에 의하여 변하게 되는데 이를 인구변수라고 한다.

(2) 인구론의 변천

❶ 맬더스(Malthus)의 이론(Malthusism 맬더스주의)

18세기 맬더스는 인간의 생존에는 식량이 필수적이며, 남녀간의 성욕은 인간의 본능으로 계속 지속될 것이라는 전제 하에 인구론을 체계화하고 학문화하는데 크게 기여하였다.

인구는 기하급수적으로 증가하는데 반해 식량은 산술급수적으로 증가하여 식량부족으로 인한 기근, 질병, 전쟁 등 인구문제가 발생될 것이라고 주장하였고, 맬더스의 주장은 세 가지 원리로 요약된다.

㉠ 규제의 원리: 인구는 생존자료인 식량에 의해 규제된다.

㉡ 증식의 원리: 인구는 매우 강력하고 효과적인 방법으로 저지되지 않는 한 변함없이 증가할 것이다.

㉢ 파동의 원리: 인구는 증식과 규제의 상호작용에 의하여 균형과 불균형, 다시 균형을 이루는 상태가 주기적으로 나타날 것이다.

맬더스는 사회의 빈곤과 악덕을 막기 위해 인구규제와 방법론적으로 만혼과 성적인 순결을 포함한 도덕적 억제를 주장하였고, 종교적 이유로 피임법을 사용하는 것을 반대하였다.

❷ 신맬더스주의(Neo-Malthusism)

신맬더스주의는 맬더스가 제시한 인구억제 정책인 만혼이나 성적 순결, 즉 금욕 등의 도덕적 억제는 실행하기가 어렵고 성범죄, 매음 등의 사회악을 발생시킨다고 주장하며, 피임을 통한 산아조절, 즉 인구를 억제해야 한다고 주장하였다. 신맬더스주의는 근대 문명국가에서 출산율의 감소에 영향을 미쳤다.

❸ 적정인구론(Optimum population theory)

플라톤 등에 의해 제시된 적정인구론은 1920~1930년대에 많은 주목을 받았다.

적정인구론은 인구와 자원과의 관련성에 근거한 학설로서 생존자원을 식량에만 국한하지 않고 생활수준과 연관시켜서 최고의 생활수준이 주어질 때 실질소득을 최대로 할 수 있다는 이론이다.

❹ 안정인구론(Stable Population Theory)

안정인구론은 현대의 인구통계이므로 1925년 미국의 로트카(Lotka)에 의해 제시된 이론이다.

이 이론은 인구의 이동이 없는 폐쇄인구에서 어느 지역의 성별, 연령별 사망률, 출산율이 변하지 않고 250~400년 정도 오랫동안 지속되면 인구규모는 변하지만, 인구구조는 변하지 않는 안정인구가 된다는 이론이다. 안정인구론은 현대인구분석학의 기초이론이 되었다.

⑤ 정지인구론(Stationary Population Theory)

인구 규모가 변하지 않고 일정하게 유지되어 인구증가율이 0(Zero)이 되는 인구상태, 즉 출생률과 사망률이 같아 인구증가율이 0이어야 한다.

2 인구구성

(1) 성별구조

인구구성에서 남녀별 구성비를 성비(sex ration)라 하고 여자 100명에 대한 남자 인구의 성비를 표시한다. 즉, 인구의 성비는 남자수를 여자수로 나눈 것에 100을 곱하여 구한다.
1차 성비는 태아의 성비로 보통 115~120이 나타나고, 2차 성비는 출생 시 성비로 보통 105~120, 3차 성비는 현재 인구의 성비로 보통 80~95이다.
1, 2차 성비에서는 항상 남자가 여자보다 많다. 현재 우리나라의 3차 성비는 0~4세 연령층에 남자가 많고, 연령이 올라감에 따라 차이가 줄어 결혼연령까지 점차 남자와 여자 인구수가 비슷해지며, 50~54세에서 균형을 이루어 고령이 될 때에는 여자인구가 남자인구를 초과한다. 즉, 여자인구의 평균수명이 높다는 의미가 된다.

(2) 연령별 구조

① **영아인구**: 1세 미만의 영유아 연령이다.

② **소년인구**: 1~14세 인구로 학령기 전과 학령기 인구로 세분화되는 비생산층 연령이다.

③ **생산인구**: 15~65세 미만의 인구를 말하며 청년, 중년, 장년으로 세분화된다.

④ **노년인구**: 65세 이상의 비생산층 연령이다.

(3) 인구구조의 형태

인구구조 중 성별 및 연령별 인구구조를 기본 인구구조라고 하는데, 인구구조는 일반적으로 5세 간격으로 나타나며, 이를 표시할 때는 가로축에 수량, 세로축에 연령을 표시하며, 남자는 왼쪽에, 여자는 오른쪽에 나타낸다.

① **피라미드형(인구증가형)**: 출생률이 사망률보다 높은 형(후진국형)

인구에서 14세 이상의 인구가 65세 이상의 2배 이상 나타내는 구조

❷ **종형(인구정지형)**: 출생률과 사망률이 같은 형(이상적인 형태)

저출생, 저사망률, 인구증가 정지형태, 14세 이하가 65세 이상의 2배 이하로 나타난다.

❸ **항아리형(인구감소형)**: 출생률보다 사망률이 높은 형(선진국형)

평균수명이 높은 선진국형으로, 14세 이하가 65세 이상의 2배 이하로 나타난다.

❹ **별형(인구유입형): 생산연령 인구의 전입이 늘어나는 형(도시형)**

15~49세의 생산층이 전체 인구의 50% 이상을 차지한다.

❺ **표주박형(인구감소형): 생산연령 인구의 전출이 늘어나는 형(농촌형)**

기타형(guitar form)이라고도 하며, 생산연령층의 인구가 감소하는 유출형으로서 농촌에서 주로 나타나며, 15~49세의 생산층이 전체의 50% 미만이다.

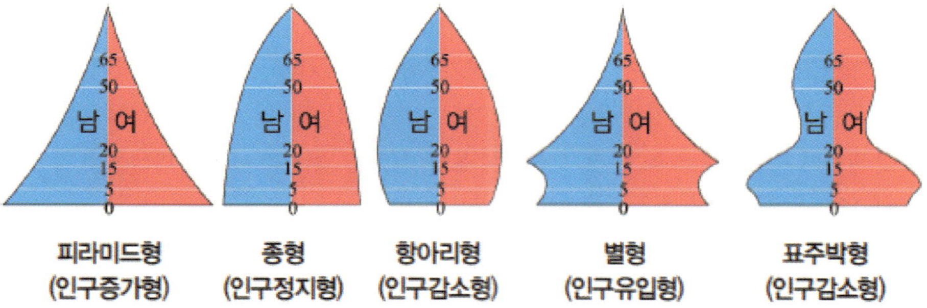

【그림 9-1】 **인구구조의 형태**

(4) 인구조사

❶ 인구정태(state of population)

일정 시점에서 인구 상태로 얻어지는 통계이며, 인구의 크기나 자연적 구조(국적별, 가족관계별), 경제적 구조(직업별, 산업별)에 관한 조사가 진행된다. 매 5년 단위로 조사하고 있다.

❷ 인구동태(movement of population)

일정 기간의 출생과 사망, 전입과 전출, 결혼과 이혼 등에 관한 조사이다.
어느 일정기간에 있어서의 인구 변동요인에 관한 통계이다.

The 알아보기

대한민국 연도별 인구추이 및 인구 구성의 변화(단위: 천명)

	1970	1980	1990	2000	2010	2019	2020	2030	2040	2050	2060
총인구	32,241	38,124	42,869	47,008	49,554	51,709	51,781	51,927	50,855	47,745	42,838
인구성장률	2.18	1.56	0.99	0.84	0.5	0.2	0.14	-0.03	-0.38	-0.86	-1.2

(출처: 통계청)

3 인구문제

인구문제란 인구의 크기, 지역적 분포, 구성의 변화에 의해 발생하는 인구의 양적·질적 불균형 문제 등 인구에 관련된 문제를 말한다. 인구의 양적·질적 불균형의 문제는 식량과 자원의 부족, 경제발전의 둔화, 빈곤, 환경 오염과 교통문제, 인구의 도시화로 인한 농촌의 노동력 부족 등 여러 문제들이 나타나며, 저출산 문제, 인구의 노령화, 부양비의 증가 등의 문제점으로 지적된다.

인구의 양적 증가는 3P, 3M의 문제를 일으킨다. 3P는 인구, 오염, 빈곤(Population, Pollution, Poverty), 3M은 영양실조, 질병의 이환율 증가, 사망률 증가(식량측면: Malnutrition, Morbidity, Mortality)가 해당된다. 또한 인구증가에 따른 사회경제적 문제의 성격도 지니고 있는데, 인구증가는 경제발전의 둔화, 자연환경 파괴에 따른 환경악화, 정치적·사회적 불안, 생산층 인구(15~64세)와 비생산층 인구(15세 미만과 65세 이상)의 부양비 증가 등 사회문제를 야기한다.

현재 전체적으로 출산율이 급감하고 있고, 이로 인해 생산가능 인구의 감소로 인한 노동력 부족과 노동의 생산성이 낮아져 경제성장이 둔화되고, 인구구성에서 노령층이 많아지면서 노후 생계와 건강 유지를 위한 비용이 증가되며, 노인 빈곤과 질병 및 소외문제로 인한 세대간 갈등이 사회문제화되고 있으며, 노인을 부양해야 하는 젊은 세대와 국가 재정의 부담이 증가되는 구조적인 문제점이 양산되고 있다. 반면, 인구감소로 인한 사회경제적 문제는 연령계층간의 불균형에서 오는 산업장의 인력문제, 인구의 도시화와 농촌의 노동력 부족문제 등을 설명할 수 있다.

4 우리나라 국가적 인구대책

유엔(UN)에서는 1987년 7월 11일 세계 인구가 50억 명을 넘은 것을 기념하기 위해 매년 7월 11일을 "세계 인구의 날"로 선포하였으며, 우리나라에서도 저출산·고령화 현상에 대한 이해와 관심을 높이기 위해 저출산·고령사회 기본법(2011.8.4)을 통해 매년 7월 11일을 국가 기념일인 "인구의 날"로 지정하였다.

한국 인구 중 65세 이상 비중은 2015년 13.1%에서 2060년 40.1%로 증가할 전망이다. 2015년 한국 인구 중 유소년 인구는 13.9%, 생산가능인구는 73.0%, 고령인구는 13.1%이다.

2060년 한국 인구 중 유소년 인구는 10.0%, 생산가능인구의 비중은 각각 3.7%p, 23.3%p씩 감소되는 반면, 고령인구 비중은 27.0% 증가할 것으로 전망된다.

총 부양비는 2015년 37.0명에서 2060년 101.0명으로 증가할 전망이다(총 부양비: 생산가능인구 1백 명당 피부양인구(유소년+고령인구), 노년부양비는 생산가능인구 1백 명당 고령인구). 총 부양비는 개발도상국이 선진국에 비해 높으며, 노년부양비는 선진국이 높다.

한국의 합계출산율은 2010년~2014년 1.23명으로, 1970~1974년 4.21명에 비해 3.0명(-70.7%) 감소하였으며, 2010~2014년 한국의 합계출산율(1.23명)은 유럽(1.58명)과 북아메리카(1.94명)에 비해 낮은 수준이다.

한국의 출산율 저하의 원인은 여성의 경제활동 참여율이 높아짐으로써 일과 가정을 양립하기가 어렵고, 가치관의 변화로 결혼에 대한 부정적인 태도와 자녀 필요성의 악화로 결혼 의향이 낮아졌고, 영유아의 보육비 및 교육비, 취학 자녀의 사교육비 등 자녀를 양육하고 교육하는데 들어가는 비용이 많아지고, 주택가격 상승으로 인한 주택 마련이 어렵고, 주거 불안정으로 임신을 연기하거나 자녀수를 줄이게 되고, 사회현상 변화에 따른 만혼, 고령출산, 인공임신 중절 등으로 출산율이 저하되었다.

한국의 기대수명은 2010~2013년 81.3세로 1970~1974년 62.7세에 비해 18.6세(29.7%) 증가하였으며, 한국의 기대수명은 세계국가(지역) 중 14번째 높은 수준일 것으로 추정된다.

(1) 저출산 및 고령화 현상에 대한 대응방안

첫째, 출산 및 양육에 대한 보조금 지급제도 확대로 출산과 양육에 대한 부담을 줄이기 위한 정책들을 수행하고 있으며, 둘째, 사교육비를 경감시킬 수 있도록 공교육에 대한 투자를 확대하고자 하며, 셋째, 직장여성이 출산과 양육 때문에 경력단절 등의 불이익이 발생하지 않도록 양성평등 문화를 확립하고자 한다. 넷째, 가치관의 변화를 도모하여 출산과 양육을 행복으로 여기는 가치관이 확산되도록 함과 동시에 출산과 육아를 사회와 연대의식 속에서 함께 책임진다는 인식의 확립에 초점을 두고 있다.

(2) 고령화 현상에 대한 대응방안

❶ 노인복지정책 및 제도를 강화하고, 연금제도 개선, 노인장기요양보험제도 도입시행,

❷ 평생교육 및 재취업 기회를 제공하고 일자리 나누기, 임금피크제도 등을 통해 노년층의 경제활동을 장려하고 활동을 도모,

❸ 노인들의 삶의 질을 향상하고자 의료 및 복지시설의 확대로 노인편의시설과 실버산업의 확대를 검토,

❹ 사회구성원 스스로 젊을 때부터 미리 노후에 대비하는 노력을 기울일 것 등을 강조하고 있다.

5 가족계획

가족계획은 산아제한 또는 피임으로 인식되고 있으나, 진정한 의미의 가족계획이란 우생학적으로 우수하고 건강한 자녀의 출산을 계획적으로 조절하여 건강한 아이를 분만하고자 하는 출산계획 또는 산아계획을 의미한다.

따라서 가족계획의 범주에는 산아제한, 피임, 결혼, 임신, 출산, 육아, 모자보건, 불임문제의 해결을 포함하며, 모자보건법에서 가족계획사업이라고 함은 가족의 건강과 가정복지의 증진을 위하여 수태 조절에 관한 전문적인 의료봉사, 계몽 또는 교육을 하는 사업을 말한다.

가족계획의 방법에는 일시적 피임법과 영구적 피임법이 있는데, 일시적 피임법은 자궁 내 피임장치, 경구용 피임제, 콘돔, 월경주기법, 성교중절법 등이 있으며, 영구적 피임법은 난관결찰술, 정관결찰술이 있다.

02 정신보건

1 정신보건의 개념과 목적

(1) 개념

공중보건학에서의 정신보건은 개인의 정신적인 안정만이 아니라 국민 전체, 지역사회 주민 전체의 정신적·사회적 안정을 포함하는 개념이다.

정신보건은 정신적 질병에 걸려 있지 않은 상태만이 아니고 만족스러운 인간관계를 형성 및 유지해나갈 수 있는 능력을 의미한다. 개인적·사회적 적응을 포함하여 어떠한 환경에도 대처해 나갈 수 있는 건전하고 균형 있고, 통일된 성격의 발달을 의미한다(미국정신위생위원회, National Committee for Mental Hygiene).

정신보건이란 인간이 본능적 욕구를 충족시킴으로써 얻는 질적으로 양호한 마음의 상태를 말한다(마가렛, E. Margaret).

즉, 건강한 정신이란 정신질환이 없고, 자신의 행동에 대한 심각한 정신적 갈등이 없으며, 자신이 만족할 만한 근로능력이 있고, 존경심과 사랑 등 도덕적으로 건전한 사고를 가진 상태라고 할 수 있다.

정신보건은 과거에는 개인의 심리적 문제로만 생각하려는 경향이 있었으나, 최근에는 개인의 정신건강 문제를 가족체제, 사회심리적 환경 또는 사회문화적 체제와 밀접하게 관련된 것으로 간주하고 가정·학교·직장·지역사회 등의 전 사회적 망을 통해서 정신건강을 증진하고 각종 이상심리를 예방하고 치료하려는 경향이 점차로 강화되고 있다.

최근 현대사회는 산업화로 인한 인간소외, 비인간화를 부추겨 사회적·환경적 요인으로 인한 정신적인 스트레스가 증대되고 있는데, 이로 인하여 우울증, 피해망상으로 인한 자살, 살인범죄 등이 증가하여 정신적 질환이 개인적인 문제뿐만 아니라 사회문제로 확대되고 있다. 개인의 건강은 물론 사회집단 전체의 안녕과 질서유지를 위해서 정신보건이 반드시 필요하며, 세계보건기구를 비롯한 유네스코나 국제 적십자사 등도 정신보건을 중요한 문제로 인정하고 있다.

(2) 목적

정신보건의 목적은 개인의 정신 질환을 예방하고, 개인과 사회의 정신기능을 개선 및 증진시키고, 정신 질환자의 보호와 교정 활동을 통해 정상적인 사회인으로 복귀시키는 것이라 할 수 있다.

보건복지부 정신보건 정책사업의 기본방향은 '건강한 정신, 함께 웃는 행복한 사회'가 슬로건이다.

지역정신보건사업의 원칙(Caplan, 1967)은 지역주민에 대한 책임, 환자의 가정과 가까운 곳에서 진료, 포괄적인 서비스, 여러 전문직 간의 팀적 접근이 해당된다.

2 정신질환의 원인

정신질환은 정신기능에 장애가 온 상태를 말하며, 사람의 사고·감정·행동 같은 것에 영향을 미치는 병적인 정신 상태로 정신기능에 장애가 온 상태를 총칭하는 개념이다. 정신질환의 원인은 정확하게 규명되고 있지 않지만 대략적으로 유전적 요인, 신체적 요인, 심리적 요인, 사회문화적 요인 등이 복합적으로 상호작용되어 발병한다고 추정되고 있다.

(1) 유전적 요인

환자와 혈연관계가 가까울수록 발병률이 높아진다는 연구 사례와 쌍생아의 경우에도 다른 한쪽이 병에 걸릴 확률이 이란성보다 높다는 연구사례를 통해 조현병(정신분열증), 조울증, 공황장애, 정신지체, 간질, 정신박약 등은 유전적 성향이 있다고 알려지고 있다. 그러나 유전적 요인만으로 정신질환이 발생된다고 단정하기는 어렵다.

(2) 신체적 요인

갑상선이나 뇌하수체의 이상, 화학 유독물에 노출, 뇌의 손상 혹은 뇌의 구조적 이상, 약물이나 알코올 중독 등의 다양한 요인이 정신질환을 유발할 수 있다.
또한 정신장애는 영유아 어린이는 잘 발병하지 않고 청소년기부터 급격히 늘어나기 시작하며, 나이에 비례하여 일정한 정도로 늘어나는 경향을 보인다. 체형과 정신질환과의 연구는 오래전부터 진행되어 왔는데, 개인의 인격기능의 기본인 행동방식을 결정하는데는 신체적인 특성이 중요한 역할을 한다는 관점이다. 크레치머(Kretschmer)는 체형을 비만형, 투사형, 세장형, 부전형으로 나누었는데, 정신질환의 면에 있어서 비만형에는 조울증이, 다른 세 가지 체형에는 조현병(정신분열증)이 발병하는 경향이 있다고 주장하였다. 성별에 따라서도 정신장애의 빈도가 차이를 보이는데, 일반적으로 남자는 알코올성 정신장애, 외상성 정신장애, 동맥경화증, 간질과 관련된 정신장애가 많은 편이며, 여자에게는 망상성 장애, 우울증 및 신체질환과 관련된 정신장애가 많은 편이다.

(3) 심리적 요인

개인의 주관적인 감정과 부모, 이성과의 충돌, 자존심의 상실, 의욕의 상실, 사랑의 상실, 죽음, 이별, 심리적 위축감, 욕구불만, 열등감, 우월감, 몽상, 번민 등이 정신장애의 원인이 될 수 있다.

(4) 사회문화적 요인

유년시절의 어머니, 아버지와의 관계 등 가정 분위기, 사회적 문화 환경에의 노출 등은 정신질환과 밀접한 관계가 있는 것으로 알려지고 있다. 일반적으로 사회계층이 낮을수록 히스테리, 정신질환, 정신분열증이 많이 발생하고, 사회계층이 높을수록 신경증, 공포불안장애, 강박장애 등이 발생하는 것으로 알려지고 있다. 가족은 대인관계의 시초이자 기본적 단위이며, 가족관계의 갈등, 지나치게 엄격한 부모 등은 정신장애의 요인이 될 수 있다. 특히 어린 시절 어머니, 아버지와의 관계는 정신건강에 가장 큰 영향을 미치며, 개인의 본능적 충동과 관련된 감정이 정신장애의 원인이 될 수 있다.

과잉보호, 거절은 의존적이고 미숙한 인격형성, 정신과 신체적 질병, 가족의 임신, 기형아나 질병이 있는 자녀의 출생, 가족의 사망, 이사나 이민과 같은 생활의 변화, 이혼이나 별거 등의 가족위기 중에 구성원들의 정신장애가 증가한다.

3 정신질환의 종류

정신질환은 증상이나 상태에 따라 여러 종류가 있다. 정신질환의 증세는 매우 다양하지만 일반적인 것으로는 조현병(정신분열증), 조울증, 간질, 정신박약(지적장애), 신경증, 인격장애 등이 있다.

(1) 조현병(정신분열증)

조현병은 정신병 환자 중 가장 큰 비율을 차지하며, 과거 정신분열증이라 불리던 질환으로, 망상, 환각(환청, 환시, 환촉 등), 이해하기 힘든 혼란스러운 언어, 빈약한 언어와 무감정, 사회적 활동의 위축 등을 수반하는 감정의 장애 정신질환이다. 조현병은 유전적 요인과 환경적 요인의 상호작용에 의해 발병하며, 비록 유전적 요인이 있다 하더라도 그 사람 개인의 신체적, 생물학적 조건이나 성장환경에 따라 증상이 없을 수도 있다.

조현병의 첫 증상이 시작되는 시기는 10대 후반에서 30대 초반까지로 알려져 있다. 치료는 증상에 따라 약물치료, 재활치료, 인지행동치료 등을 시행한다.

양친 중 한쪽에 조현병이 있을 경우 자녀의 9~10%에 같은 질환이 발생하고, 30~40%가 이 증상과 비슷한 병적 인격자로 발현된다는 보고가 있다.

(2) 조울병(조울증)

조울병(조울증)은 조증(흥분상태)과 우울증이 번갈아 가며 나타나는 감정의 장애를 주요 증상으로 하는 정신장애 정신질환이다.
조증과 우울증의 양 극단으로 기분, 감정, 생각과 행동이 변화하는 특징적인 증상 때문에 양극성 장애라고도 한다. 치료방법으로는 신경세포를 안정화하고 신경전달물질의 균형을 잡아주는 약물치료가 가장 중요한 치료방법이다.
조증기에는 기분이 들뜨고 과대망상을 하며, 쉬지 않고 많은 활동을 하지만 생산적 활동은 하지 못하며, 자신이나 사회에 손해를 입히는 결과가 많으며, 우울기에는 반대로 우울한 기분과 무력감, 절망감, 자기비하에 빠지며 의욕을 잃고 자살을 시도하기도 한다.

(3) 뇌전증

뇌전증은 간질이라는 명칭으로 사용되었는데, 정확한 원인은 알려지지 않았다.
질환에 대한 지나친 부정적인 측면으로 인해 뇌전증으로 용어 정리가 되어 현재까지 사용되고 있다. 뇌전증은 뇌신경세포의 비정상적인 흥분에 의하여 경련발작, 정신발작 등이 반복적으로(24시간 이상의 간격을 두고 2회 이상) 발생하여 만성화된 질환을 의미한다. 치료는 약물치료와 수술치료 등의 방법이 있다.
발작 중에는 옷을 느슨하게 하여 호흡을 편하게 해주고, 조용히 눕히고 주위에 있는 위험한 물건들을 치우는 것이 좋다. 간질의 발병에는 알코올중독, 중추신경 감염 등에 의한 외적 요인도 작용하는 것으로 알려져 있다.

(4) 지적장애

기존 정신박약 혹은 지체장애라는 명칭에서 2007년에 장애인복지법의 개정으로 지적장애로 순화하여 사용되는 용어이다. 지적장애는 유전적 원인, 질병 및 뇌장애로 인하여 청년기 전에 야기된 정신발달 저지 또는 지체 상태의 정신질환이다.
유전적 혹은 생물학적 원인으로는 염색체 이상, 유전자 이상, 선천성 대사장애 등이 있고, 환경적 원인으로는 출산 시 감염 및 뇌 손상, 소아기 질병, 장기간의 아동학대 등이 있다.
지적장애의 정도는 3등급으로 구분하고 있다. 1급은 IQ 35 미만으로 일상생활과 사회생활이 불가능하여 일생 동안 타인의 보호가 필요한 사람이다. 2급은 IQ 35~50 미만으로 단순한 행동은 훈련이 가능하고, 타인의 도움과 감독이 있으면 단순한 직업활동을 할 수 있는 상태이다. 3급은 IQ 50~70 이하로 교육을 통한 사회적 직업 재활이 가능한 상태로 분류하고 있다.
지적장애는 유전적 요인 및 후천적 요인으로 발생하는 것으로 알려져 있다.

(5) 신경증

신경증은 불안장애 증후군으로 분류되기도 하며, 심리적 갈등이나 스트레스로 인한 정신적 긴장 상태가 원인이 되어 유발되는 행동장애이다. 히스테리, 강박신경증, 불안신경증, 우울신경증 등이 속한다.

신경증의 증상으로는 공포, 불안, 불면, 두통, 심인성 위장장애, 건강염려증, 화병의 증상이 나타난다. 신경증의 증상을 사전에 예방하려면 스트레스가 만성화되지 않도록 몸과 마음을 다스리는 것이 필요하다. 평소 규칙적인 생활습관을 가지고 충분한 수면, 무기질과 섬유소가 풍부한 식단, 적절한 운동을 하는 것이 중요하다.

(6) 성격장애

성격장애는 인격장애라고도 하며 타인에 대한 의심이 강하고, 책임전가를 잘하며, 타인에 대해 무관심하고, 사회적 관계 형성 능력에 결함이 있고, 폭력적이며, 유아독존, 우월감, 이기심이 지나치게 강하지만, 자신의 의무에는 충실하지 못하고 한 개인이 지나치게 편향된 상태로 고정되어 사회에 적응하지 못하고, 심지어 타인에게 괴로움을 주는 병리적 정서이자 부적응적 행동 유형을 의미한다. 성격장애는 자신의 내적 세계에만 관심을 두는 편집성 성격장애, 감정적이고 충동적인 반사회적 성격장애, 불안감과 두려움을 특징으로 하는 강박성 성격장애 등 다양한 유형이 있다. 치료는 증상에 따른 약물치료방법이 있다.

4 우리나라 정신보건 관리 활동

우리나라 정신보건 관리 목표에 준하여 보건복지부 정신보건 정책사업의 기본방향은 정신보건센터 확충 및 운영지원을 통해 지역사회 구성원 중 정신장애자 조기발견, 조기치료, 정신장애의 특수예방, 폐질환 방지 및 보호, 정신질환 치료 후 사회복귀, 재기환자의 치료와 지도 등의 활동 지원 확대, 정신질환자 시설 확충 및 운영지원으로 정신질환자의 재활 및 사회복귀 도모 프로그램 운영, 사회복귀시설 설치 일상생활 적응훈련, 직업훈련 등을 실시하고 주거공간을 제공하고 있다.

아동청소년 정신보건사업으로는 정신적 격동기라 할 수 있는 이 시기에 기성세대에 대한 반항의 시기가 고조되어 가치기준의 교환 등 정신장애가 일반적으로 발생하는 연령이므로, 아동청소년 건강관리 프로그램을 체계적으로 운영 제공해 나가야겠다.

03 보건지표

1 보건통계

(1) 정의

보건통계는 국가나 지역사회의 건강상태 및 보건 실태를 측정하여 분석하는 활동을 의미한다. 보건학 분야에서 다루는 여러 현상, 즉 건강과 질병에 관련되는 모든 사항에 대하여 기술 통계학적(자료 수집, 정리, 요약) 및 추측 통계학적(자료의 일부만 관찰하여 그 자료의 출처가 되는 전체 자료의 특성에 관하여 추측하는 것) 방법을 도입하여 그 현상들의 일반성이나 규칙성 등을 파악하고, 그 현상을 기술, 제시하며, 나아가 건강변동을 확률적으로 추론하는 분야이다.

보건통계학은 인간집단에서 보건과 관련된 자료, 즉 출생, 사망, 질병이환 등의 현상에 미치는 자료에 대한 통계학적인 처리를 다루는 학문이다.

(2) 보건통계의 활용

❶ 지역사회 및 국가의 보건상태(수준)를 평가

❷ 보건사업의 필요성을 강조하고 행정활동에 지침

❸ 보건입법 및 보건사업에 대한 지원 촉구

❹ 보건사업의 우선순위 결정 및 보건사업 기술 발전에 기여

❺ 보건사업의 기초 자료 제공 및 지역사회 주민의 질병 양상 파악, 보건사업 평가 및 보건사업을 위한 지역사회 협조를 구하는데 도움

2 보건지표

(1) 출산통계

출산율은 모자보건과 가족계획 등에 관련하여 건강평가의 수단으로 활용되며, 향후 경제 성장률을 예측하는데 있어 중요한 지표로 활용된다. 조출생률, 출산율(가임여성연령 : 15~49세), 재생산율.

(2) 사망통계

한 국가와 지역사회의 보건수준을 측정하는 지표로 사용한다. 사망의 분석은 인구분석학적 이해를 가능하게 하고 인구정책 수립이나 인구행정에 필요하다.

조사망률(보통사망률)	인구 1,000명당 1년간의 사망자 수
비례사망자수	연간 총 사망자에 대한 50세 이상의 사망자 수
영아 사망률	연간 출생아 1,000명당 당해 연도 0세 사망자 수

조사망률은 사망수준을 나타내는 가장 기본적인 지표이며, 그 나라의 건강수준 지표 및 연령구성에 영향을 받으며, 영아사망률은 국가나 지역사회의 보건수준을 나타내는 대표적인 지표이다. 비례사망지수는 총 사망수에 대한 50세 이상의 사망수를 백분율(%)로 표시한 지수이다.
PMI(비례사망지수)가 낮은 경우는 평균수명 때문이며, PMI가 크다는 것은 건강수준이 높고 장수인구가 많다는 것이다.

The 알아보기

WHO가 제시한 3대 건강 수준 지표: 평균수명, 보통사망률, 비례사망자수

(3) 기타 통계

질병통계(질병 발생률, 발병률 등)와 병원통계자료(입원율, 병상점유율, 평균 재원일수 등)의 통계지표를 활용하여 보건실태를 파악 및 대책 수립의 자료로 활용한다.

10 CHAPTER

소독학 총론

· 학습활동 ·

주요 학습활동(토론, 과제, 퀴즈 등)을 잊지 않도록 작성해두세요.

01 소독의 정의 및 분류

1 용어 정의

멸균	병원성, 비병원성 미생물 및 포자를 포함한 모든 균을 사멸 또는 제거하는 방법이다.
살균	생활력을 가지고 있는 미생물을 물리적, 화학적 방법으로 급속하게 멸살시키는 방법이다. 단, 멸균과는 달리 내열성 포자는 잔존한다.
소독	사람에게 유해한 미생물을 파괴하여 감염력 및 증식력을 없애는 약한 살균작용이다. 단, 세균의 포자는 제거되지 않는다.
방부	병원성 미생물의 발육과 작용을 제거 또는 정지시켜서 음식물의 부패나 발효를 방지하는 작업이다.
청결	사람, 미용용품이나 기구 등의 이물질을 제거하는 작업이며 소독의 필수적 과정이다

+ The 알아보기

소독력 비교: 멸균 > 살균 > 소독 > 방부 > 청결

· 위생의 개념(공중보건 위생의 정의)

위생	건강의 유지 및 증진을 위해 질병의 예방이나 치료에 힘쓰는 것을 말한다.

2 소독 기전

소독제가 미생물에 작용하여 살균하는 기전으로는 단백질 변성 및 응고작용, 세포막 또는 세포벽 파괴의 산화작용, 화학적 길항작용인 균체의 효소 불활성화 작용, 계면활성제 등이 있다.

소독 메커니즘(소독 기전)		소독제
단백질 변성과 응고작용	세균 세포의 효소 단백질을 응고함으로써 그 기능을 상실하게 하는 방법, 즉 세균의 막을 파괴한 후 침투하여 세균 내의 단백질을 변성시키는 작용을 통해 소독하는 방법	알코올, 석탄산, 포르말린
산화작용	세포막이나 세포벽을 파괴하여 영양물질과 노폐물의 선택적 투과 기능을 제거하고, 원형질을 객출시켜 미생물체를 사멸시키는 소독방법 활성산소 등의 산화작용에 의한 살균이 대표적	과산화수소, 오존
계면활성제	미생물이나 효소의 표면을 농후하게 피복하여 투과성을 저해하고 타물질과의 접촉을 방해함으로써 대사계를 변화시키거나 세포벽의 상해를 일으켜 소독하는 방법	역성비누
균체의 효소 불활성화 작용	활성분자들이 활성을 저해하거나 정지시키는 방법, 즉 세포의 세포 내로 침습하여 아주 낮은 농도에서 조효소 등 특이 활성분자들의 활성을 저해하거나 완전 정지시키는 방법	석탄산, 알코올, 역성비누

3 소독법의 분류

(1) 자연소독법: 희석, 자외선(햇빛), 한랭 등

(2) 물리적 소독법

❶ 건열에 의한 소독법: 화염멸균법, 건열멸균법, 소각소독법 등

❷ 습열에 의한 소독법: 자비소독법, 유통증기소독법, 고압증기멸균법, 간헐멸균법 등

❸ 기기에 의한 소독법: 자외선살균법, 세균여과법, 초음파소독법 등

(3) 화학적 소독법: 역성비누, 계면활성제, 페놀화합물, 과산화수소 등

(4) 가스에 의한 멸균법: E.P(에틸렌옥사이드)가스, 포름알데히드, 오존 등

4 소독 유의사항

(1) 소독약의 필요조건

❶ 살균력이 강하고 높은 석탄산 계수를 가질 것(미량으로도 효과가 클 것)

❷ 인체에 무해하고 독성이 낮을 것

❸ 물품의 부식성, 표백성이 없을 것

❹ 냄새가 없고 탈취력이 있을 것

❺ 경제적이고 사용법이 간편할 것

❻ 용해성이 높고 안정성이 있을 것

❼ 환경오염을 유발하지 않을 것

(2) 소독약 사용과 보존 유의사항

❶ 소독 대상에 따라 적당한 소독방법과 소독약을 선택한다.

❷ 미생물의 종류, 저항성 정도 멸균, 살균 소독의 목적과 방법을 사전에 검토하여 소독한다.

❸ 모든 소독약은 필요한 양만큼 조금씩 조제하여 사용한다.

❹ 약품은 밀폐된 상태로 직사광선을 피하고 통풍이 잘되는 곳인 냉암소에 보관한다.

❺ 라벨(lABEL)이 오염되지 않도록 하여 약품끼리 섞이는 것에 유의하고 다른 것과 구별되도록 표시를 한다.

(3) 소독 시 고려할 사항

❶ **유기체의 특성**: 포자가 있는 유기체 등은 쉽게 살균되지 않는다.

❷ **유기체의 수**: 유기체가 많으면 많을수록 파괴하는데 시간이 오래 걸린다.

❸ **미용기구의 유형**: 좁은 관, 갈라진 틈 등이 있는 물품들은 특별한 관리가 요구된다.

❹ **미용기구의 사용 의도**: 가능한 한 멸균된 물품을 사용해야 한다.

❺ 멸균과 소독을 위한 방법의 선택은 유기체의 특성과 수, 미용기구의 유형과 사용 의도 그리고 소독방법의 유용성과 실용성을 근거로 결정된다.

❻ 권장된 시간을 준수해야 한다.

5 소독과 멸균의 발달사

부패와 발효는 미생물작용에 의해 일어나며, 사람과 동물의 감염병도 각각 그 질병이 특이한 병원 미생물에 의하여 발생한다는 것은 19세기 중반에 밝혀졌다. 그러나 인간은 그 이전에도 부패를 막고 질병을 치료하는 방법을 근거를 가지고 오랜 경험을 통하여 실시해왔다.

1. **히포크라테스**(Hippocrates): 원전에 환자의 체내로부터 병적 부정물(Miasma)이 공기 중에 전파되고, 이를 통해 오염된 공기가 전파되어 병이 발생한다는 미아즈마설을 발표하였다.
2. **고대**: 위생의 개념은 있었으나 주로 종교적인 목적이 중시되어 원시적인 방법을 사용하고, 중세말까지 별다른 진보없이 암흑시대가 계속되었다.
3. **19세기 중반**: 파스퇴르(Pasteur)에 의하여 오늘날의 방부·소독이라는 새로운 개념이 싹트기 시작하였다.
4. **1875년**: 영국의 조셉 리스터(Joseph Lister)가 수술 후 감염방지를 위해 석탄산 소독법을 이용하고, 이를 란셋(Lanset) 잡지에 게재하였다.
5. **1876년**: 콘(Cohn)에 의한 고초균(Bacillus subtilis)의 내열성 포자 발견에 따라 내열성 미생물의 원인이 밝혀졌으며, 내열성 포자와 가열효과를 검토해 보고하였다.
6. **샴베렌(Chamberland)은 보통의 압력하에서는 물을 끓여도 100도 이상이 되지 않으므로 고압을 통해 100도 이상의 온도를 얻을 수 있는 고압증기멸균기(Autoclave)를 제작하였다. 이후 건열멸균과 습열멸균 등의 다양한 멸균법 등이 연구되었다.**
7. **19세기경**: 화학적 소독제인 요오드, 과산화수소, 이염화수은, 초산은 및 포르말린 등이 살균제로서 가치를 인정받았고, 살균에 대한 기초적인 연구가 진행되어 크로니그(Kronig), 폴(Paul)의 살균현상의 정량적 연구에 의하여 사멸의 대수법칙이 확립되면서 살균의 이론적 연구의 기초가 확립되었다.
8. **20세기**: 미국의 필립, 카이에, 스미스는 산화에틸렌(Ethylene Oxide)의 유용성을 발견하여 보고하였으며, 알코올을 손 소독에 이용한 것도 이 시기였다. 리딜(Rideal)을 선두로 여러 종류의 살균제가 활발히 연구되어 화학요법 분야에서도 에를리히(Ehrlich)를 중심으로 발전이 시작되었다.
9. **현대**: 국제보건기구(WHO) 및 각국에서 실내 오염 여부를 결정하는 표준이 마련되고, 무균실과 병원의 바이오크린실(BioClean Room) 기술이 연구단계에 있고 수술 후 감염률은 현저히 낮아지고 있다.

02 미생물 총론

1 미생물의 정의 및 역사

(1) 미생물의 정의

미생물(microorganism)은 광학현미경으로 관찰할 수 있는 0.1㎛ 이하의 미세한 생물체이다. 미생물은 단일세포 또는 균사로 이루어져 있으며, 생물로서 최소 생활단위를 유지한다.

(2) 미생물의 역사

❶ 미생물의 발견

1665년 로버트 훅(Robert Hooke)이 복합 광학현미경으로 코르크와 목탄이 작은 상자 모양의 집합체라는 것을 처음 관찰하고, 세포(cell)라 명명하였다. 1673년 안톤 반 레벤후크(Anton Van Leeuwenhoek)는 자신이 고안한 단일렌즈 현미경으로 살아 있는 미생물을 최초로 관찰하여 미소동물(Animalcules)이라고 명명하였다.

❷ 생물속성설 입증

1765년 라자로 스팔란차니(Lazzaro Spallanzani)는 멸균실험을 통하여 미생물에 의해 썩게 된다는 것을 증명하면서 자연발생설(살아 있는 생물체는 무생물체로부터 저절로 발생한다는 설)을 부정하였다. 1861년 파스퇴르(Louis Pasteur)는 플라스크에 고기 스프를 넣어 부패하는 조건 실험을 통하여 모든 생명은 이미 존재하였던 생명에서 생겨난다는 생물속성설을 입증하였다. 또한 파스퇴르는 1863년에 미생물이 질병의 원인임을 증명하고, 이를 예방하기 위해 저온살균법을 고안하여 발표하였다. 또한 파스퇴르는 포도주와 맥주의 발효, 광견병 백신 등을 개발하였다.

❸ 결핵균의 발견

1882년 로버트 코흐(Koch)는 결핵이 결핵균으로 발병함을 증명하였다. 특정한 세균이 질병을 일으킴을 최초로 증명하고, 하나의 미생물이 하나의 특정한 질병을 일으킨다는 "병원균설"을 확립하였다. 또한 1862년 병원균을 규정하는 4대 원칙을 설정하였다.

첫째, 병에 걸린 환자나 동물에게는 반드시 그 균이 존재해야 한다.
둘째, 병원균은 분리배양법에 의하여 순수 분리되어야 한다.
셋째, 순수하게 배양된 균을 건강한 가체에 접종하였을 때 그 병이 발병해야 한다.
넷째, 실험적으로 감염시킨 동물체에서 그 균이 발견되고 다시 분리배양되어야 한다.

세포(cell)의 발견(1665)	복합 광학현미경을 조립하여 실험	로버트 훅
미생물 최초 관찰(1673)	단일렌즈 현미경으로 미생물 관찰	안톤 반 레벤후크(미생물의 아버지)
저온 살균법 고안(1864)	자연발생설의 반증과 저온살균법 주장	파스퇴르(근대 면역학의 아버지)
결핵균 발견(1882)	병균설 확립	로버트 코흐(세균학의 아버지)

2 미생물의 증식 환경

미생물은 적당한 환경과 충분한 영양조건이 만들어지면 분열과 증식을 하게 된다. 미생물의 생장·발육과 사멸에 필요한 요소에는 영양분, 수분, 온도, 산소, 수소이온농도, 삼투압 등을 들 수 있다.

❶ 수분

세균의 80~90%를 구성하고 있는 것은 수분이며, 미생물에 따라 생육에 필요한 수분량의 차이가 있지만, 대부분의 미생물을 습도가 낮은 건조한 상태에서는 증식이 제한된다.

특히 건조한 상태에 민감한 세균으로는 임질균, 수막염균이 있으며, 반대로 건조한 상태에 내성을 가지는 세균으로는 호흡기계의 결핵균이 대표적이다.

❷ 온도

미생물의 생장과 사멸에 매우 중요한 요소로 작용한다. 미생물이 생장할 수 있는 최고온도 이상에서는 사멸을 초래하고, 최저온도 이하에서는 신진대사를 멈춘 휴면상태를 일으키는데 미생물의 종류에 따라 발육의 최적온도가 다르다.

미생물은 광범위한 온도조건에서 생존과 발육이 가능하도록 진화되어 왔다. 20℃ 이하에서 왕성한 발육이 되는 저온성 균주, 40℃ 이하에서 자라는 중온성 균주, 50~65℃에서 가장 왕성하게 발육하는 고온성 균주, 80℃ 이하에서 생존하는 내열성 균주 등이 있다.

❸ 산소(생물화학적 산소요구량, BOD)

미생물에 따라서 산소에 대한 요구도 다양하다. 산소가 있을 때만 자라는 균주는 호기성균이라고 하며, 산소가 없어야 증식하는 균은 혐기성균이라 한다. 산소의 유무와 상관없이 발육하는 균은 통성 혐기성균이라고 한다.

호기성균	산소가 필요	결핵균, 백일해, 디프테리아, 진균
혐기성균	산소가 불필요	파상풍균, 보툴리누스균
통성 혐기성균	산소 유무 무관	대장균, 살모넬라균, 포도상구균

❹ 수소이온농도(pH)

세균은 pH 6~8(중성)에서 가장 증식이 잘된다. 대부분의 병원성 세균은 산성과 알칼리성에 파괴되고 중성에서 잘 발육된다. 대부분의 병원성 세균들은 pH 5 이하의 산성과 pH 8.5 이상의 알칼리성에서 파괴되며 중성에서 잘 자란다.

❺ 삼투압(OP)

염이나 당분의 농도는 미생물 증식에 지대한 영향을 주며, 농도가 높으면 미생물로부터 수분이 빠져나와 쪼그라들며 원형질 분리 현상이 일어나서 미생물이 사멸된다. 일반세균은 3% 정도의 식염에서는 증식이 억제된다.

3 미생물의 증식 양상

❶ 세균은 분열균로라고도 하며, 이름 그대로 분열에 의하여 증식을 한다.

❷ 한 개의 세균을 통해 증식을 관찰해보면 한 개의 세균은 일정기간 후 2개의 세포로 분열하고, 분열된 각각의 세균은 다시 일정시간이 지난 후 각각 2배로 분열하며, 이렇게 분열이 되풀이되어 증식하면 엄청난 숫자가 늘어나게 된다.

❸ 세균의 증식곡선을 살펴보면 잠복기, 유도기, 대수증식기, 증식감속기, 정지기, 사멸가속기, 대사사멸기로 세균의 발육속도의 차이에 따른 증식과정을 나누어 볼 수 있다.

❹ 세균은 잠복기와 유도기를 거쳐 주어진 환경을 적응하며, 그 조건에서 최대 증식속도를 준비한다.

❺ 대수 증식기는 최대 증식이 일어나는 시기이다.

❻ 정지기는 정상기라고도 불리며, 균수가 최고 상태로 일정하게 유지되는 시기이고, 죽은 균의 자가용해와 새로운 균의 증식이 균형을 이루는 시기이다.

❼ 사멸기는 균의 생과 사의 평형이 깨지고 죽어가는 속도가 새로 증식되는 균수보다 빠른 시기이다.

03 병원성미생물

생물학자들은 단일세포로 되어 있는 것과 여러 개의 세포로 되어 있더라도 분화되어 있지 않은 생물을 구분하기 위해 식물계·동물계와는 별도로 원생 생물계를 독립해 분류하였다.

원생생물은 구조의 진화 정도에 따라 보다 복잡한 구조를 나타내는 고등 원생생물(진핵생물)과 하등 원생생물(원핵생물)로 분류하였다.

공중보건학에서의 미생물 분류는 사람과 동물에 감염병을 일으키거나 영향을 미칠 수 있는 생물로 한정하여 설명하며, 보통 세균(bacteria), 바이러스(virus), 진균(fungus) 등으로 구분한다. 이 중 각종 감염병을 일으킬 수 있는 미생물을 병원성미생물(pathogen)이라 한다.

병원성미생물	감염병을 발생시키는 미생물	세균, 리케차, 바이러스, 진균 등
유용미생물	병적 반응을 야기하지 않는 미생물	발효균, 효모균, 유산균 등

1 세균(Bacteria)

세균은 대부분 지름이 0.3~5.0㎛이며, 둥근 모양의 구균, 막대모양의 간균, S자 또는 나선형 모양의 나선균으로 구분한다.

구분		특성
구균	포도상구균	손가락 등의 화농성 질환의 병원균, 식중독의 원인균
	연쇄상구균	편도선염, 인후염의 원인균
간균		긴막대기 모양, 탄저병, 파상풍, 결핵, 디프테리아의 원인균
나선균		S 또는 나선모양, 매독, 재귀열의 원인균

* **포자:** 간균상태의 영양형 세포가 증식하기 부적당한 조건하에서 세포 내부에 형성되는 내구성 구조를 말한다. 이 포자는 적당한 조건이 주어지면 발아하여 새로운 세포를 만들고 분열에 의해 증식을 거듭한다. 대표적인 포자 형성균은 호기성균으로 탄저, 고초균이 있고, 혐기성균으로는 보톨리누스균, 파상풍균, 가스 괴저를 일으키는 웰치균 등이 있다.

2 리케차

리케차는 병원체를 연구하던 중에 감염되어 쓰러진 미국의 병리학자 리케츠(Ricketts)에서 유래한 것으로, 바이러스와 세균의 중간 크기이다. 세균과 달리 살아있는 세포 내에서만 증식이 가능하다. 벼룩, 진드기, 이 등의 절지동물이 사람의 혈액을 흡입할 때 인체에 감염이 된다. 주요 질환으로는 발진티프스, 발진열, 쯔쯔가무시병 등이 있다.

3 바이러스

바이러스는 20~450nm로 살아있는 생명체 중에서 가장 작은 병원체이다. 페놀, 포르말린 등으로 60℃, 30분 이상 가열하면 감염력이 상실된다. 바이러스는 독립적인 대사기능이 없어서 살아 있는 세포 내에서만 증식이 가능하며, 감염력이 높아 다른 사람을 쉽게 감염시킨다. 바이러스로 인해 발생되는 감염병은 일본뇌염, 유행성 이하선염, 홍역, 폴리오, 두창, 풍진, AIDS 등이 있다.
바이러스의 가장 큰 특징은 독립적인 대사기능이 없기 때문에 생세포 내에서만 증식이 가능하다는 점이며, 자가증식을 하는 특성이 있다. 그러나 체내 바이러스는 설파제 등의 항생제 복용에 효과가 없으며, 예방접종을 하거나 감염원을 피하여 예방하는 것이 최선의 방법이다.

4 진균(True Fungi)

과거 곰팡이라는 말로 사용되었으나 현재에는 진균으로 통칭하고 있다. 진균에는 효모, 사상균 및 버섯 등이 포함된다. 진균류는 성장온도가 25℃ 내외이지만, 병원성 진균은 37℃에서도 증식이 가능하다. 병원성 진균은 무좀, 점막에 염증을 일으키는 칸디다증, 결핵과 유사한 증상을 보이는 아스퍼질러스증 등이 있고 진핵생물에 속한다.

5 클라미디아(Chlamydia)

리케차와 동일하게 세균과 유사한 특성을 갖지만 대사계를 갖지 않으며, 이분 분열로 증식한다.
사람에게 질환을 일으키는 것으로는 두 가지가 있는데, 이들 균은 감염되어도 강한 면역이 형성이 되지 않으므로 지속감염, 재감염이 일어난다. 클라미디아 트라코마(Trachoma)는 사람의 눈, 생식기 점막에 국소감염을 일으킨 후 다른 사람에게 전파된다.
트라코마의 결막감염, 비임균성 요도염, 자궁경관염, 성병성 림프육아종, 앵무새 종류로부터 전염되는 앵무병 등을 일으킨다.

6 원생동물(Protozoa)

❶ 원충류라고도 하며, 한 개의 세포로 구성되어 있다.

❷ 운동능력을 가진 것이 많으며, 원시적인 동물이다.

❸ 면역이 생기는 일이 드물고, 원충에 따라서 포낭을 만들어 악조건에서도 장기간 생존하기도 한다.

❹ 위족, 섬모, 편모 등이 있어 운동이 가능하며, 인체의 질병과 관련이 있는 것으로는 말라리아 원충, 아메바성 이질균, 질염, 수면병, 리슈마니아증 등이 있다.

11 CHAPTER

위생소독

· 학습활동 ·

주요 학습활동(토론, 과제, 퀴즈 등)을 잊지 않도록 작성해두세요.

01 소독방법

소독 및 멸균방법이란 미생물을 사멸시키는 살균작용, 즉 소독 및 멸균에 이용하는 방법이다. 미생물의 소독 및 멸균방법은 자연을 이용한 자연소독법, 물리적 방법을 이용한 물리적 소독법, 가스를 이용한 소독방법, 화학약품을 이용한 화학적 소독법이 있다.
소독작용에 영향을 주는 것은 세균과의 접촉, 수분, 시간, 온도, 온도이다.
소독작용을 강도순으로 보면 멸균 〉 살균 〉 소독 〉 방부의 순위로 결정된다.

1 자연소독법

❶ 희석(dilution)에 의한 자연소독법

일반적으로 희석 자체가 소독의 효과는 없으나 희석으로 균의 수를 감소시킬 수도 있다.
환자의 배설물처럼 감염원이 될 수 있는 것을 희석시키면 세균은 군락(Colony)을 형성할 수 없으므로 발육이 지연된다. 즉, 세균이 하나씩 고립되어 있을 때에는 많은 효소를 분비할 수 없어지므로 주위 환경으로부터 영양물질의 흡수가 지연된다.

❷ 태양광선에 의한 소독법

태양광선의 살균작용은 가시광선, 적외선 및 대기 등의 공동작용, 즉 산화에 의해 좌우된다. 태양광선에 의한 소독법은 시간이 오래 소요된다는 단점이 있다.
즉, 태양광선에 의한 소독법은 장소와 시간에 좌우된다는 단점이 있다.

❸ 한랭에 의한 소독법

세균의 신진대사 기능에 필요한 효소의 촉매작용을 지연시켜 세균발육을 저지하기는 하나 사멸시키지는 못하고, 온도에 민감한 세균, 즉 임질균, 수막염균 등은 한랭소독법으로 효과를 보기도 하지만, 일반적인 병원성 세균은 저온에 내성을 가지고 있어 한계가 있는 소독법이다. 따라서 한랭소독법을 이용할 경우에는 건조법을 동시에 적용시키는 것이 보다 확실한 살균법이 될 수 있다.

2 물리적 소독법(살균법)

물리적 방법을 이용한 물리적 소독법에는 열(건열, 습열), 수분(증기), 기기(여과기, 램프) 등을 활용하여 소독하는 방법이 있다.

(1) 건열에 의한 방법(Dry Heat)

화염멸균법(Flaming Sterilzation), 건열멸균법(Dry Heat Sterilization), 소각법이 있다.

화염멸균법	불꽃에 20초 이상 가열하여 미생물을 태우는 방법
건열멸균법	건열 멸균기 150~170℃에서 1~2시간 멸균 처리
소각법	불에 태우는 방법, 가장 안전한 소독법

❶ 화염멸균법

멸균하고자 하는 물체나 물품을 알코올램프의 불꽃에 20초 이상 직접 접촉시켜 표면에 붙어 있는 미생물을 태워서 사멸시키는 방법이다. 사용기구로는 가스버너, 알코올램프, 사용대상물은 백금이(白金耳, Loop), 사기제품이나 유리제품, 핀셋 등과 같은 금속제품 등 불연성 제품의 멸균에 이용한다.

❷ 건열멸균법

건열멸균기(Dry oven)를 사용하여 150~170℃에서 1~2시간 넣어서 미생물을 산화 또는 탄화시켜 멸균하는 방법이다. 사용대상물은 유리주사기, 주삿바늘, 유지, 글리세린, 광물유 및 파라핀과 같은 분갈제품이나 금속제품, 사기제품, 유리제품의 멸균에 이용한다.
건열멸균 사용대상물은 습열에 침투하기 어려운 물품과 고온에 견딜 수 있는 물품에 적용한다.

❸ 소각법

불에 태우는 방법으로 환자의 분뇨, 죽은 동물, 결핵환자 등의 객담처리, 병원성 미생물에 오염된 물품의 처리에 활용되는 방법이다.

(2) 습열에 의한 멸균방법

습열을 이용한 멸균방법은 건열멸균법에 비하여 피멸균품에 열전도가 빠를 뿐만 아니라, 모든 부분에 열이 골고루 전달된다. 이는 수분이 열전도의 매개체 역할을 하기 때문이다.

건열멸균방법보다 멸균효과가 우수한 것으로 밝혀졌다. 이는 수분의 존재로 인하여 미생물 단백질의 응고가 촉진되어 멸균효과가 커진다.

습열에 의한 멸균방법은 자비소독법, 저온소독법, 간헐소독법 등이 있다.

자비소독법	100℃ 끓는 물에 15~20분 처리(포자는 죽이지 못함)
고압증기멸균법	고압증기멸균기 사용(아포를 포함한 모든 미생물 멸균) 10파운드: 115℃에서 30분 15파운드: 120℃에서 20분 20파운드: 127℃에서 15분
간헐멸균법	증기솥에 100℃로 30~60분 처리 24시간 실온 방치를 3회 반복
저온소독법	60~70℃에서 30분 가열

❶ 자비소독법(Boiling Water)

소독 대상의 물품을 100℃의 끓는 물에 넣어 15~20분간 소독하는 방법이다. 금속기구, 접시, 도자기, 조리기구, 의류, 금속류, 주사기, 고무제품의 소독에 사용한다. 자비소독법은 내열성이 강한 세균 포자, 간염바이러스 등에는 효과가 없다. 끓는 물에 1~2% 탄산나트륨, 1~2% 붕소, 5% 석탄산, 2~3% 크레졸 비누액을 첨가하면 세척작용과 소독력을 높이고, 금속기구의 녹을 방지할 수 있다. 사용기구는 Schimmelbusch 멸균기이다.

❷ 고압증기멸균법(Autoclaving Steam Sterilization)

고압증기솥(오토클레이브)을 사용하여 120℃, 2기압(15파운드)으로 20분 동안 증기열로 멸균하는 방법이다. 생균과 함께 열에 강한 아포도 완전하게 사멸시킬 수 있다. 고온·고압의 수증기를 미생물과 포자 등과 접촉시켜 사멸시키는 방법이다. 사용기구는 고압멸균기(Autoclaving Sterilizer), 사용대상물은 린넨류, 액체약병, 면포나 종이로 싼 고무장갑, 봉합사, 의류, 배지, 주사기, 수술용 기구 등의 멸균에 사용한다. 멸균된 물건의 유효기간은 천으로 싼 것은 1주일 정도, 멸균팩을 한 것은 2개월 정도이다.

고압증기멸균법의 장점은 멸균물품에 잔류독성이 없고, 포자를 사멸시키는데 소요되는 멸균시간이 짧고, 멸균진행과정이 조건을 감시하기 용이하며, 멸균비용이 저렴하고, 많은 물품을 한꺼번에 처리할 수 있으며, 수증기의 투과성만 좋으면 멸균 물품에 따라 멸균효과가 일정하다.

단 고온에서 파괴되는 물품과 물에 용해되는 물품은 멸균할 수 없고, 분말, 모래, 기름과 같이 수증기가 통과하지 못하는 것은 멸균할 수 없으며, 부식되기 쉬운 재질, 예리한 칼날도 무뎌지므로 멸균이 불가능하다.

❸ 간헐멸균법(Sterilization by Intermittent method)

증기멸균법 혹은 유통증기멸균법이라고도 하며, 100℃의 증기솥에 30~60분간 멸균하고, 24시간 20℃ 이상의 실온에 방치하는 것을 3회 반복하여 멸균하는 방법이다. 통상 고압증기멸균법으로 사용할 수 없는 제품에 적용하는 방법이다. 사용기구는 Arnold 멸균기, Koch솥(Koch Sterilizer), 사용대상물은 금속제품, 사기제품, 여과지, 붕대재료, 물약, 물 등의 멸균에 적용한다.

❹ 저온소독법(파스퇴르법/Pasteurization)

저온소독법은 파스퇴르법이라고도 하는데 파스퇴르에 의해 고안된 멸균법이다.

일반적으로 60~70℃에서 30분 동안 가열하여 소독하는 방법으로, 소독물의 영양성분 파괴를 방지, 맛의 변질을 막고, 결핵균, 유산균, 살모넬라균 감염방지를 위한 소독법이다. 주로 우유, 과즙 살균, 술의 부패 방지를 위해 적용한다. 단, 아포를 형성하지 않는 결핵균, 살모넬라균, 소유산균(Brucella) 등의 멸균을 위해서 사용하는 방법으로 포자를 형성하는 세균이나 대장균은 사멸되지 않는다.

아이스크림 원료는 80℃에서 30분간, 건조과일은 72℃에서 30분간, 포도주는 55℃에서 10분간, 우유는 63℃에서 30분간 소독(영양손실 방지를 위한 우유 소독살균법)한다.

(3) 기타 물리적 멸균법

기타 물리적 멸균법에는 자외선살균법, 세균여과법, 초음파소독법, 방사선멸균법이 있다.

자외선살균법	자외선살균기에 의한 소독법
세균여과법	세균여과기로 세균을 제거하는 방법
초음파소독법	초음파기기를 사용하여 소독

❶ 자외선살균법

저전압 수은램프가 부착된 자외선살균기를 이용하여 살균하는 방법이다. 무균실, 무균작업대, 세포배양실, 수술실, 식품저장창고 및 병원 등에서 조작의 편의성으로 인해 많이 사용하는 방법이다. 그러나 살균작용이 주로 대상물의 표면에 그친다는 단점이 있다.

❷ 세균여과법

가열하면 변질할 우려가 있는 재료, 당류의 용액, 혈청, 세균의 대사산물에서 균체를 분리할 경우, 바이러스의 분리 등의 세균조작을 필요로 할 경우에 쓰인다. 여과기의 종류에는 자이츠형, 삼베랑, 베르케 펠트 여과기, 멘브레인, 밀리푸아 필터를 주로 사용한다.

❸ 초음파소독법

주파수가 높은 초음파를 물속에 발생시켜 물 분자의 진동으로 대상물을 세정 혹은 소독하는 방법이다. 일반적으로 과일, 채소의 미세먼지나 잔류농약을 제거하는 세정기로 많이 활용되고 있으며, 의료용으로 수술 전 손 소독에 활용되고 있다.

매초 8,800싸이클의 음파는 살균작용을 하는데, 중요한 작용 기전은 강력한 각반작용에 의한 기계적 파괴 내지는 산화작용에 의한다. 의료분야에서는 29KHz 110W의 초음파에 1,000배 희석한 클로로헥시딘(Chlorohexidine)을 병용하여 수술 전 손 소독에 이용하고 있다.

미생물 중에는 초음파에 가장 민감한 세균은 나선상균이다. 초음파와 병용하여 손 소독에 사용할 수 있는 화학적 살균제들은 비누, 양성비누, 클로로헥시딘, 헥사클로로펜(Hexachlorophene) 등으로 이러한 소독제와 초음파를 병용한 수술 전 손 소독의 전체 소요시간은 3분 정도이다.

단점으로는 살균력이 일정하지 않고 고주파 가청음이 나와서 사용자에게 불쾌감을 줄 수 있다.

❹ 방사선멸균법

코발트(Co)나 세슘(Cs)과 같은 대량의 방사선을 방출할 수 있는 방사선원을 이용해 식품이나 의료품과 같은 피멸균품에 조사함으로써 미생물을 살균하는 방법이다.

일반적으로 생물에 대한 방사선의 작용은 하등생물일수록 저항력이 강하다. 방사선을 이용하여 세균을 멸균하려면 포유동물 치사량을 훨씬 넘을 정도의 강력한 방사선이 필요하며, 포자를 형성하는 균은 더욱 강한 방사선이 필요하다. 의료분야에서도 방사선멸균법이 이용되기는 하나 주로 식품 분야에서 이용되며, 저온살균의 형태를 취하고 있다.

멸균과정 중 온도 상승이 적어 내열성이 약한 물품의 살균에 적당하다는 장점이 있으나, 방사선 조사 시설 및 장비 등의 투자비용이 많이 드는 단점이 있다.

3 화학적 소독 및 가스소독법

화학적 소독법은 고압증기멸균법과 비슷하나 물 대신 화학약품에 의한 소독으로 멸균효과를 높이는 방법이다. 일상적으로 널리 이용되고 있고, 소독력이 있는 약제 사용으로 소독하는 방법이다. 화학적 소독법은 모든 미생물 통제에 적합한 것은 아니라 목적에 따라 적당한 소독제를 선택하고 가장 효과적인 방법을 사용하여야 한다.

소독약은 물품의 부식성, 표백성이 없고 소독 대상물에 변화를 주지 않으며, 저렴하고 구입이 용이하며, 사용법이 간편하고, 살균력이 강해야 한다. 또한 안정성과 용해성이 높고 침투력이 강해야 하며, 석탄산계수가 높아서 높은 살균력을 가지며, 식품에 사용한 후에도 수세가 가능해야 한다.

(1) 석탄산(페놀, Phenol)

❶ 소독약의 살균지표로 사용

❷ 손 소독은 3%, 기구 소독은 5% 수용액을 사용

❸ 금속 부식성이 있고, 냄새가 독하고, 독성이 강하며, 피부 등 점막에 자극을 준다.

❹ 오염 의류, 침구, 배설물, 기차, 선박, 객담 소독에 이용(넓은 지역의 방역용 소독제로 적당)

(2) 승홍수(염화제2수은)

❶ 점막에 자극성이 있어 피부 소독 시에는 0.1% 수용액 사용

❷ 금속을 부식시키는 효과로 인해 금속제품, 고무제품에는 부적합함

❸ 단백질을 응고시키는 효과가 있어 토사물, 객담, 대소변 소독에 적당

(3) 크레졸 비누액(Cresol)

❶ 석탄산의 2배 소독효과가 있으며, 피부 자극이 적음

❷ 손 및 피부 소독 시 2% 용액, 화장실 소독 시 3% 용액 사용

❸ 냄새가 매우 강하고, 병원균의 대부분은 0.3~0.6% 크레졸 용액에서 10분 이내에 살균되지만, 구균과 포자는 저항성이 강해서 보다 높은 농도와 긴 시간을 요한다. 무색투명하나 갈색으로 변색되기 쉬워 어두운 곳에 보관이 필요하다.

(4) 생석회(산화칼슘, CaO)

❶ 백색의 분말로 독성이 적고 가격이 저렴

❷ 분변, 하수, 오수, 쓰레기통, 토사물의 소독에 적합

❸ 소독력이 약해 아포에는 별 효과가 없음

(5) 포르말린

❶ 1~1.5% 수용액, 온도가 높을 때 소독력이 강함

❷ 세균, 아포, 바이러스 등 미생물에 강한 살균효과

❸ 고무제품, 도자기, 목재, 의류 소독

(6) 역성비누(Invert soap)

❶ 세정력은 없으나 살균력은 있음. 살균력이 석탄산의 200~600배

❷ 이·미용사의 손세정에 적당

❸ 기구, 용기 소독에 적용 가능하며 저렴하다.

(7) 알코올제(Alcohol)

❶ 주로 에탄올(Ethanol)과 이소프판(이소프로판올, Isopropanol)을 소독제로 사용함

❷ 사용방법이 간단하고 독성이 거의 없음

❸ 손, 피부, 가위, 빗 등의 기구 소독에 사용

에탄올은 의료용 소독제로서 가장 오래된 것 중의 하나이며, 현재에도 가장 흔하게 사용된다. 살균력을 나타내기 위해서는 수분이 필요하며, 보통 70~80%의 농도를 사용하고 있다. 포자를 생성하지 못하는 세균과 바이러스에 살균력을 보이며, 이소프로판올에 비해서 지방 용해성이 강하여 피부에 닿으면 강하게 탈지 반응이 일어나 상처나 안구결막, 요도점막에는 자극성이 심하여 사용하지 않으나, 손 소독, 체온계, 안과용 메스 등의 기구 소독에 사용하며, 전기코드의 세척에도 좋다. 이소프로판올은 물과 쉽게 섞일 수 있는 분자량이 큰 알코올이고, 살균력은 에탄올보다 좋으며, 30~50% 농도를 사용한다. 독성 및 자극적인 냄새는 에탄올보다 강하지만 에탄올 대체품으로 이용할 수 있고, 피부 소독과 기구 소독에 흔히 이용된다.

(8) 과산화수소(H_2O_2)

❶ 무색투명한 액체로 살균, 탈취, 표백효과가 있음

❷ 2.5~3.5%의 수용액으로 상처 소독에 가장 많이 이용, 의료용(상처소독용)으로 시판하고 있고, 발포작용에 의해 상처의 표면을 소독한다.

❸ 보통 4~5배로 희석, 구강세척, 구내염, 인후염, 입안소독, 상처, 기구세척, 식품의 살균 보관, 표백제, 모발 탈색제로 사용

(9) 포름알데히드(Formaldehyde)

❶ 냄새가 자극적이고 눈, 피부 점막에 손상을 주는 강한 독성이 있음

❷ 세균 포자, 바이러스, 사상균, 결핵균 등에 강한 살균력이 있음

❸ 금속, 고무, 플라스틱으로 된 물건 소독에 적합

포름알데히드는 알데히드류로서 세균 포자에 대해 살균력을 보이는 유일한 소독제이다. 현재 시판되고 있는 형태는 35~38% 포름알데히드 수용액인 포르말린(Formalin)과 91~99% 포름알데히드를 함유한 파라포름알데히드 분말이다. 이것은 그램음성, 양성, 결핵균, 세균포자, 바이러스 및 사상균에 이르기까지 광범위한 미생물에 대해 강한 살균작용을 한다.
포름알데히드는 주로 금속제품, 고무제품, 플라스틱 재질의 기계, 기구에 1~2% 용액이 사용되나 냄새가 자극적이며, 눈과 피부 점막에 손상을 주는 독성이 강해 주의해야 한다.

(10) 계면활성제

계면활성제는 계면장력을 저하시키는 작용을 하는 화합물의 총칭이다. 이러한 계면활성제가 물에 녹을 경우 화합물의 전하에 의해 양이온, 음이온, 이온성이 아닌 것 및 양성 계면활성제의 네 가지로 크게 나눌 수 있다.

❶ 양이온 계면활성제(역성비누)

양이온 계면활성제 중에서 역성비누(제4급 암모늄염)가 가장 널리 사용되고 있다.
이 화합물은 수용액 상태에서 양이온이 된다. 보통의 비누와는 달리 반대의 하전을 가지고 있으므로 역성비누 또는 양성비누라고 한다. 살균 및 소독작용은 좋지만 환자의 배설물 소독에는 부적당하며, 다른 소독제와 같이 사용하면 살균력이 감소한다. 역성비누는 불쾌한 냄새, 색깔이 없으며, 살균 및 소독은 좋지만 환자의 배설물 소독에는 부적당하다. 피부에 독성이 거의 없어 의료분야, 환경위생, 발효 및 식품 위생 분야에도 널리 이용되고 있는 실정이다. 특히 이발소와 미용실의 손 소독에도 많이 이용되며, 원액 1~2mL를 손바닥에 놓고 잘 문질러 씻어내면 된다.

❷ 양성 계면활성제

양성 계면활성제의 사용 목적은 양이온 계면활성제와 거의 비슷하다. 즉, 손, 기계, 기구, 거즈, 의류 등의 소독 혹은 실내의 살균, 냄새 제거 및 세척제로 사용한다.

❸ 음이온 계면활성제

보통의 고형비누를 의미하며, 살균작용은 낮고 세정을 통한 균의 제거를 목적으로 사용한다. 기포작용이 우수하여 비누, 샴푸, 클렌징 폼 등에 사용한다.

(11) 할로겐(Halogen)

할로겐 화합물 중 고대부터 살균제로 인정되고 있는 것은 염소와 요오드이며, 물의 살균, 공중위생 및 식품분야까지 널리 이용되는 제1급 살균제라고 할 수 있다. 살균력이 우수하고, 바이러스, 세균, 세균포자, 곰팡이, 원충류 종류와 같은 미생물에 대한 살균에 사용된다. 신속하고 광범위한 살균력은 대부분 강력한 산화능력에 의한 것이며, 모든 세균 내 단백질의 활성을 파괴한다.

염소살균제의 본체는 비해리 치아염소산(HOCl)이고, 이것은 pH의 저하에 따라서 살균력이 증가한다. 염소살균제는 독성이 약하고 값이 저렴하며, 금속부식과 피부자극을 유발하며, 상수도의 수돗물 소독에는 액상의 치아염소산염을 이용한다. 요오드는 값이 저렴하고 소독력이 좋으며, 항균범위가 넓다.

(12) 에틸렌옥사이드(Ethylene Oxide, E.O, 가스를 이용한 멸균법)

EO(에틸린옥사이드) 가스를 이용한 멸균법

❶ 열이나 습도에 약한 물품(수술기계, 내시경기계, 매트리스, 베개 등)의 소독에 사용

❷ 금속, 고무, 플라스틱으로 된 물건 소독에 적합, 상대습도 25~50%, 온도 38~60℃에서 살균력이 높다.

❸ 멸균 후 피멸균품에 남아 있는 잔류가스에 의한 피부손상 및 점막을 자극할 수 있으며, 고압증기 멸균법에 비해 비싸고 조작의 난이도가 높아 숙련이 필요하다.

(13) 머큐로크롬(Mercurochrome)

2% 수용액을 사용하며, 점막 및 피부상처에 이용한다.

4 소독 대상물에 따른 분류

대소변, 배설물, 토사물	소각법, 석탄산, 크레졸, 생석회 분말
의복, 침구류, 모직물, 타월	일광소독, 증기소독, 자비소독, 크레졸, 석탄산
초자기구, 자기류	석탄산, 크레졸, 승홍, 포르말린
고무제품, 피혁제품, 모피	석탄산, 크레졸, 포르말린
화장실, 쓰레기통, 하수구	석탄산, 크레졸, 포르말린
병실	석탄산, 크레졸, 포르말린
환자	석탄산, 크레졸, 승홍, 역성비누
미용실 실내소독	포르말린, 크레졸
미용실 기구소독	크레졸, 석탄산

❶ 일반 실내소독, 즉 닦아낼 필요가 있는 경우에는 2% 석탄산 용액, 3% 크레졸 용액, 역성비누 등을 사용한다.

❷ 전염병동의 소독은 침대는 포르말린으로 소독하고, 매트리스, 시트, 커튼, 담요 등은 증기 또는 E.O 가스로 처리한다. 실내소독은 석탄산을 분무하거나 E.O 가스 등을 이용하여 훈중 소독을 한다. 환자의 의류, 침구류는 비닐봉지에 넣어서 세탁실 등에 운반하고, 소독할 때는 포르말린 증기, 에틸렌 가스 및 고압증기멸균법 등을 이용한다. 환자 분비물, 배설물 등은 소각이 가능한 것은 소각처리하며, 약물소독으로는 3% 크레졸액, 3% 석탄산 수용액 등이 사용되며, 양쪽성 계면활성제는 결핵균에도 효과가 있으므로 결핵환자의 객담을 소독하는 경우 등에 사용하며, 악취가 없어 이용이 편리하며, B형 간염바이러스에 오염된 것으로 의심될 때에는 치아염소나트륨액, E.O 가스, 고압증기멸균법 등을 이용한다. 감염병의 예방 및 관리에 관한 법률 시행규칙에 따라 감염병 환자의 분뇨, 토사물 및 환자 처치에 사용한 기구, 천, 종이 등, 시체, 감염병 환자 또는 감염병 환자가 사망 시 시체에 사용한 의류, 침구, 운반기구 등, 간호인 또는 감염원 환자와 접촉한 사람 및 이들이 사용한 의류, 침구 등, 감염병 환자의 음식물찌꺼기, 감염병 환자가 사용한 식기, 기구, 서적 등, 병실의 바닥, 주방, 주방기구, 물통, 화장실, 수세변기구, 쓰레기통, 실내의 충분한 채광 및 환기로 소독을 진행하여야 한다.

❸ 감염병 예방을 위한 손 소독은 흐르는 물 또는 부드러운 솔로 기계적으로 씻는 것이 중요하다. 손 소독에 사용하는 약제로는 핵사클로로펜, 요오드포르, 클로로헥시딘 제재, 역성비누 등이 있으며, 역성비누는 시판되는 원액 3~4mL를 직접 손에 놓고 3분씩 2회 깨끗이 씻는다.

The 알아보기

석탄산 계수(대상별 살균력 평가)
① 석탄산의 안정된 살균력을 표준으로 하여 몇 배의 살균력을 갖는가를 나타내는 계수이다.
② 살균력의 상대적 표시법이다.
③ 살균 농도지수와 병행하여 살균 특성을 나타내는 값이다.
④ 석탄산 계수: 소독약의 희석 배수 / 석탄산의 희석 배수

5 구충, 구서, 위생해충 관리

(1) 환경적 방법 : 발생원 및 서식처 제거

(2) 물리적 방법: 유문 등, 각종 트랩, 끈끈이 사용

(3) 화학적 방법: 속효성 및 잔효성 살충제 분무

(4) 생물학적 방법: 천적 이용, 불임웅충 방사법

❶ 파리(Fly)

장티푸스, 파라티푸스, 이질, 콜레라, 식중독균(소화기계 감염병), 결핵, 디프테리아(호흡기계 감염병), 회충, 편충, 요충, 촌충 등의 전파(기생충질환), 기타 소아마비, 화농균 등의 전파와 흡혈에 의한 피해로 소독을 철저히 하여야 한다.

- 파리의 구제 및 관리방법: 발생원인 및 서식처 제거, 생석회 이용 변소, 하수구 청결, 살충제 사용, 성충구제법으로 파리통, 파리채, 끈끈이테이프법 이용, 훈향제, 살충제 등 화학적 방법도 이용한다.

❷ 모기(Mosquito)

1회에 보통 100~250개를 산란하며 암컷은 1개월, 수컷은 10~20일 정도의 수명을 가진다. 매개곤충과 질병을 보면 일본, 대만에 많으며, 우리나라에는 여름이나 초가을에 많이 발생하는 작은빨간집 모기(일본뇌염), 중국얼룩날개모기(말라리아), 우리나라 내륙지방, 제주도 해안지방에 많이 있는 토고숲모기(사상충병)가 있다. 흰줄숲모기는 지카바이러스 매개물로서 뎅기열을 매개하는 바이러스성 모기로 열대, 아열대지방, 아프리카와 남미에 주로 분포한다.

- 모기의 구제 및 관리방법: 모기는 정체수에 산란하므로 고인물을 제거한다. 정체수의 표면에 석유를 도포하여 산소호흡을 방해하고 유충을 사멸시킨다. 어류는 모기의 유충을 포식하므로 천적을 이용한다.

❸ 바퀴(Cockroach)

바퀴는 4,000여종에 다다르며, 세균성 이질, 콜레라, 장티푸스, 살모넬라, 소아마비 등 소화기계 질환과 회충, 구충, 아메바성 이질의 기생충질환, 결핵, 디프테리아 등의 호흡기계 질환을 일으킨다.

- 바퀴의 구제방법: 서식처를 제거하고 늘 청결하게 하며, DDT, BHC 살포, 이황화탄소(CS_2) 등의 훈제를 사용한다.

❹ 쥐

쥐는 집단생활을 하며, 생명은 보통 1~3년이다. 쥐는 출생 후 4개월이 되면 임신이 가능하며, 주로 야간에 활동한다. 시궁쥐는 경계심이 강하고, 지붕쥐는 경계심이 약하며, 생쥐는 호기심이 많다. 쥐에 의해 매개되는 질병은 기생충질환(아메바성 이질, 선모충증), 발진열, 쯔쯔가무시병(리케차성 질병), 페스트, 살모넬라증(세균성 질병) 등이 있다.

- 구제방법: 고양이, 족제비, 살쾡이, 개, 오소리 등 천적을 이용하거나, 여러 가지 독물을 먹이에 섞어 쥐를 사멸시키고, 서식서, 방서용기 사용, 은신처 제거, 출입구 봉쇄, 쥐덫을 이용, 일명 트랩을 이용하여 쥐의 통로에 장치한다. 아황산가스, 일산화탄소 등을 사용 훈증소독을 하거나 통로에 독을 분제하여 털이나 몸을 핥아 치사하도록 한다.

02 분야별 위생소독

1 실내 환경 위생소독

고객과의 직접적인 접촉이 많은 고객서비스업에 종사하는 이·미용인들은 위생·소독처리에 매우 철저한 관리를 하여야 한다. 만약 부적절한 위생·소독 처리로 인해 독감, 홍역, 유행성 이하선염, 헤르페스(Herpes), 간염 같은 수많은 질환을 고객과의 교차 감염의 위기로부터 보호를 받기 위해서는 철저한 위생과 소독관리가 가장 필수적인 조건이 되어야 한다.

(1) 이·미용실 위생소독

작업장	① 치오글리산, 암모니아 등으로 인한 냄새, 인공향, 각종 화학물로 인한 냄새, 호흡으로 인한 이산화탄소 배출 등으로 오염된 실내공기를 환기장치를 설치하여 청정하고 신선한 공기가 순환되도록 한다. ② 적당한 조명 유지 작업장 시설물에 먼지 머리카락 화약약품이 묻은 채 방치되지 않도록 관리하고, 가위, 헤어클리퍼, 레이저는 70% 알코올로 소독한다. ④ 에어컨 제습기의 필터를 주기적으로 청소 및 소독을 한다. ⑤ 청소가 용이하고 미끄럽지 않은 바닥재질로 시공한다.
입구, 카운터 및 대기실	① 입구 및 카운터 주변, 고객 대기실을 항상 청결하여 유지 · 관리한다. ② 진열장 및 옷장을 청결하게 관리한다.
샴푸실 및 화장실	① 샴푸대, 거울 선반 등을 때가 끼지 않도록 청결하게 유지 · 관리한다. ② 샴푸대 주변의 물기로 인해 미끄러지지 않도록 유지 · 관리한다.

(2) 피부관리실 및 네일관리실 위생소독

작업장	① 환기장치, 냉난방 시설을 설치하여 편안하고 안락한 공간을 제공한다. ② 적당한 조명, 채광을 설치하여 쾌적한 공간으로 유지 · 관리한다. ③ 청소가 용이한 바닥재질을 사용하여 시공한다.
입구, 카운터 및 대기실	① 입구 및 카운터 주변, 고객 대기실을 항상 청결하게 유지 · 관리한다. ② 진열장 및 옷장을 청결하게 관리한다.
탈의실	① 옷 및 가운 보관함을 청결하게 유지 · 관리한다. ② 곰팡이가 생기지 않도록 소독 및 환기를 진행한다. ③ 사용한 가운과 타월은 별도의 장소에 모아둔다.
샤워실, 세탁실, 화장실	① 샤워실, 세탁실, 화장실은 청결하게 유지 · 관리한다. ② 정기적으로 소독 및 방역을 한다.

2 도구 및 기기 위생소독

(1) 이용기구, 미용기구의 소독기준 및 방법(공중위생관리법 시행규칙 5조 관련)

자외선소독	1cm^2당 85㎼ 이상의 자외선을 20분 이상 쬐어준다.
건열멸균소독	섭씨 100℃ 이상의 건조한 열에 20분 이상 쐬어준다
증기소독	섭씨 100℃ 이상의 습한 열에 20분 이상 쐬어준다.
열탕소독	섭씨 100℃ 이상의 물속에 10분 이상 끓여준다.
석탄수소독	석탄산수(석탄산 3%, 물 97%의 수용액을 말한다)에 10분 이상 담가둔다.
크레졸소독	크레졸수(크레졸 3%, 물 97%의 수용액을 말한다)에 10분 이상 담가둔다.
에탄올소독	에탄올 수용액(에탄올 70% 수용액)에 10분 이상 담가두거나 에탄올 수용액을 머금은 면 또는 거즈로 기구의 표면을 닦아준다.

(2) 대상 도구 및 기기별 소독

<table>
<tr><td rowspan="4">헤어숍</td><td>가위</td><td rowspan="2">70% 알코올을 적신 솜으로 닦아서 소독한다.</td></tr>
<tr><td>헤어 클리퍼</td></tr>
<tr><td>면도기</td><td>면도칼은 일회용으로 사용한다.</td></tr>
<tr><td>각종 빗류</td><td>미온수에 역성비누를 풀어 세척 후 자외선소독기로 넣어서 소독 및 보관한다.</td></tr>
<tr><td rowspan="5">피부관리숍</td><td>흡입기 및 유리기구, 족집게 및 핀셋</td><td>70% 알코올에 20분 이상 담근 후 자외선 소독기에 넣어서 소독 및 보관한다.</td></tr>
<tr><td>확대등 적외선등</td><td rowspan="3">70% 알코올을 적신 솜으로 닦아서 소독한다.</td></tr>
<tr><td>우드램프</td></tr>
<tr><td>리프팅기</td></tr>
<tr><td>온장고, 자외선소독기</td><td>사용 후 코드를 뽑고 청소한 후에 문을 열어 건조시킨다.</td></tr>
<tr><td rowspan="3">네일관리숍</td><td>니퍼, 메탈퓨셔, 큐티클 가위</td><td>70% 알코올에 20분 이상 담근 후 자외선 소독기에 넣어서 소독 및 보관한다.</td></tr>
<tr><td>족탕기, 각탕기</td><td>고객 사용 후 세제로 닦은 후 건조시키고, 70% 알코올로 소독하여 보관한다.</td></tr>
<tr><td>족문 기구류</td><td>70% 알코올을 적신 솜으로 닦아서 소독한다.</td></tr>
</table>

3 이·미용업 종사자 및 고객의 위생 관리

(1) 질병감염의 유형

❶ 이·미용 종사자가 고객에게 상처를 주어 감염

❷ 이·미용 종사자 본인의 출혈에 의한 감염

❹ 각종 미용 시술 도구를 통한 감염

❺ 이·미용숍을 출입하는 사람으로 인해 홍역 간염 바이러스, 독감의 전파

(2) 질병오염원

질병오염원으로 그람음성균 박테리아(Pseudomonas)는 따뜻하고 습기찬 장소, 즉 싱크대, 세탁장, 수도꼭지 등에 존재한다. 고객 시술 시 도구들이 일차적인 감염원이 될 수 있다(헤어: 빗, 가위, 브러시, 타월 등. 피부 관리: 타월, 해면, 베드타월, 화장품 등).

네일 & 페디분야: 니퍼, 파일 등. 메이크업 분야: 화장품, 브러시 등. 냉방과 온방시설, 가습기, 제습기, 선풍기, 문손잡이, 의자, 헤어, 드라이어, 시술침대, 화장실, 샴푸대, 고객이 AIDS 나 간염(A, B, C형) 감염원 등이 있다.

(3) 예방방법

❶ 작업환경의 청결한 위생 관리로 병원균을 사전에 차단 관리

❷ 시술 전후 손 소독을 실시하고 복장을 청결하게 유지

❸ 시술 도구 및 기구의 멸균 소독

❹ 시술 유니폼과 출퇴근 복장을 구별하여 각종 오염 및 질병 전파가능성 차단

12 CHAPTER 공중위생관리법규(관리법, 시행령, 시행규칙)

· 학습활동 ·

주요 학습활동(토론, 과제, 퀴즈 등)을 잊지 않도록 작성해두세요.

01 공중위생관리법의 목적과 정의

[시행 2019. 12. 12.] [법률 제15873호, 2018. 12. 11. 일부개정]

1 목적(법 제 1조)

공중위생관리법은 공중이 이용하는 영업과 시설의 위생관리 등에 관한 사항을 규정함으로써 위생수준을 향상시켜 국민의 건강증진에 기여함을 목적으로 제정된 법률이 공중위생관리법이다.

The 알아보기

공중위생관리법규에는 공중위생관리법, 공중위생관리법 시행규칙, 공중위생관리법 시행령으로 구성되어 있다.

2 정의(법 제 2조)

* 이 법에서 사용하는 용어의 정의는 다음과 같다.

1. "공중위생영업"이라 함은 다수인을 대상으로 위생관리서비스를 제공하는 영업으로서 숙박업 · 목욕장업 · 이용업 · 미용업 · 세탁업 · 건물위생관리업을 말한다.
2. "숙박업"이라 함은 손님이 잠을 자고 머물 수 있도록 시설 및 설비 등의 서비스를 제공하는 영업을 말한다. 다만, 농어촌에 소재하는 민박 등 대통령령이 정하는 경우를 제외한다.

3. "목욕장업"이라 함은 다음 각 목의 어느 하나에 해당하는 서비스를 손님에게 제공하는 영업을 말한다. 다만, 숙박업 영업소에 부설된 욕실 등 대통령령이 정하는 경우를 제외한다.
   가. 물로 목욕을 할 수 있는 시설 및 설비 등의 서비스
   나. 맥반석 · 황토 · 옥 등을 직접 또는 간접 가열하여 발생되는 열기 또는 원적외선 등을 이용하여 땀을 낼 수 있는 시설 및 설비 등의 서비스
4. "이용업"이라 함은 손님의 머리카락 또는 수염을 깎거나 다듬는 등의 방법으로 손님의 용모를 단정하게 하는 영업을 말한다.
5. "미용업"이라 함은 손님의 얼굴, 머리, 피부 및 손톱 · 발톱 등을 손질하여 손님의 외모를 아름답게 꾸미는 다음 각 목의 영업을 말한다.
   가. 일반미용업: 파마 · 머리카락 자르기 · 머리카락 모양내기 · 머리 피부손질 · 머리카락 염색 · 머리감기, 의료기기나 의약품을 사용하지 아니하는 눈썹 손질을 하는 영업
   나. 피부미용업: 의료기기나 의약품을 사용하지 아니하는 피부상태분석 · 피부관리 · 제모(除毛) · 눈썹 손질을 하는 영업
   다. 네일미용업: 손톱과 발톱을 손질 · 화장(化粧)하는 영업
   라. 화장 · 분장 미용업: 얼굴 등 신체의 화장, 분장 및 의료기기나 의약품을 사용하지 아니하는 눈썹 손질을 하는 영업
   마. 그 밖에 대통령령으로 정하는 세부 영업
   바. 종합미용업: 가목부터 마목까지의 업무를 모두 하는 영업
6. "세탁업"이라 함은 의류 기타 섬유제품이나 피혁제품 등을 세탁하는 영업을 말한다.
7. "건물위생관리업"이라 함은 공중이 이용하는 건축물 · 시설물 등의 청결유지와 실내공기정화를 위한 청소 등을 대행하는 영업을 말한다.

공중위생영업의 종류	숙박업, 목욕장업, 이용업, 미용업, 세탁업, 건물위생관리업(6종)
미용업	얼굴, 머리, 피부 등을 손질하여 손님의 외모를 꾸미는 영업
이용업	머리카락, 수염을 깎거나 다듬는 방법으로 손님의 용모를 단정하게 하는 영업

3 미용업의 세분화(시행령 제 4조)

미용업은 영업범위에 따라 일반(헤어), 피부, 네일아트, 메이크업, 종합으로 세분한다.

구분	내용
미용업(일반)	파마, 머리카락 자르기, 모양내기, 머리 피부손질, 염색, 머리감기, 의료기기나 의약품을 사용하지 아니하는 눈썹 손질을 하는 영업
미용업(피부)	기기나 의약품을 사용하지 아니하는 피부상태 분석, 피부관리, 제모, 눈썹 손질을 하는 영업
미용업(손톱, 발톱)	손톱과 발톱을 손질 화장하는 영업
미용업(화장, 분장)	얼굴, 신체의 화장, 분장 및 기기나 의약품을 사용하지 않은 눈썹 손질을 하는 영업
미용업(종합)	미용업(일반, 피부, 네일, 메이크업) 업무를 모두 진행

The 알아보기

❶ 미용사자격증 취득 시기별 업무범위(시행규칙 14조2항)

종류 \ 자격증 취득시기	~07.12.31	08.1.1 ~15.4.16	15.4.17~16.5.31	16.6.1~
미용사	일반, 피부, 네일, 메이크업			
미용사(일반)		일반, 네일, 메이크업	일반, 메이크업	일반
미용사(피부)		피부		
미용사(네일)			네일	
미용사(메이크업)				메이크업

❷ 속눈썹 연장술 : 미용업(메이크업)의 업무 범위에 해당

종류 \ 자격증 취득시기	16.9.22까지 취득자	16.9.23 이후 취득자
미용사(일반)	가능	불가능
미용사(피부)	가능	불가능
미용사(메이크업)		가능

❸ 눈썹 손질과 속눈썹 연장술(16년 9월 23일 이후)

종류 \ 업무	눈썹 손질	속눈썹 연장술
미용사(일반)	업무범위에 해당됨	업무범위에 해당되지 않음
미용사(피부)	업무범위에 해당됨	업무범위에 해당되지 않음
미용사(네일)	업무범위에 해당되지 않음	업무범위에 해당되지 않음
미용사(메이크업)	업무범위에 해당됨	업무범위에 해당됨

02 영업의 신고 및 폐업

공중위생영업의 신고 및 폐업신고(법 제3조)

❶ 공중위생영업을 하고자 하는 자는 공중위생영업의 종류별로 보건복지부령이 정하는 시설 및 설비를 갖추고 시장 · 군수 · 구청장(자치구의 구청장에 한한다. 이하 같다)에게 신고하여야 한다. 보건복지부령이 정하는 중요사항을 변경하고자 하는 때에도 또한 같다

❷ 제1항의 규정에 의하여 공중위생영업의 신고를 한 자(이하 "공중위생영업자"라 한다)는 공중위생영업을 폐업한 날부터 20일 이내에 시장 · 군수 · 구청장에게 신고하여야 한다. 다만, 제11조에 따른 영업정지 등의 기간 중에는 폐업신고를 할 수 없다.

❸ 시장 · 군수 · 구청장은 공중위생영업자가 「부가가치세법」 제8조에 따라 관할 세무서장에게 폐업신고를 하거나 관할 세무서장이 사업자등록을 말소한 경우에는 신고 사항을 직권으로 말소할 수 있다. 〈신설 2016. 2. 3.〉

❹ 시장 · 군수 · 구청장은 제3항의 직권말소를 위하여 필요한 경우 관할 세무서장에게 공중위생영업자의 폐업여부에 대한 정보 제공을 요청할 수 있다. 이 경우 요청을 받은 관할 세무서장은 「전자정부법」제36조 제1항에 따라 공중위생영업자의 폐업여부에 대한 정보를 제공하여야 한다. 〈신설 2017. 12. 12.〉

❺ 제1항 및 제2항의 규정에 의한 신고의 방법 및 절차 등에 관하여 필요한 사항은 보건복지부령으로 정한다.

1 미용업의 신고

(1) 이·미용업 신고(법 3조 1항)

공중위생영업(이·미용업)을 신고하려면 보건복지부령이 정하는 시설과 설비를 갖추고 시장, 군수, 구청장에게 신고하여야 한다.

(2) 영업신고 서류(규칙 3조 1항)

공중위생영업이 신고를 위한 첨부서류는 ❶ 영업신고서, ❷ 영업시설 및 설비개요서, ❸ 위생교육 수료증(교육을 미리 받은 경우에만 해당)이다.

(3) 이·미용업 시설 필수 설비기준(시행규칙 2조)

공중위생영업 신고에 필요한 필수 설비 및 기준은 소독장비, 칸막이 및 별실 설치에 관하여 규정하고 있다.

	미용업 (헤어, 네일, 메이크업)	미용업 (피부, 종합)	이용업
소독장비(소독기, 자외선살균기)	필요	필요	필요
소독한 기구와 소독하지 않은 기구를 구분하여 보관하는 용기	필요	필요	필요
(작업장소, 응접장소, 상담실) 칸막이 설치 (단, 출입문의 1/3 이상을 투명하게 유지)	가능	가능	불가능
작업장소 베드와 베드 사이의 칸막이 설치	해당 없음	가능	해당 없음
영업소 내의 별실 및 유사 시설 설치	해당 없음	해당 없음	불가능

❶ 미용업(일반, 손톱·발톱, 화장·분장)

㉠ 미용기구는 소독을 한 기구와 소독을 하지 아니한 기구를 구분하여 보관할 수 있는 용기를 비치하여야 한다.

㉡ 소독기·자외선살균기 등 미용기구를 소독하는 장비를 갖추어야 한다.

㉢ 작업장소, 응접장소, 상담실 등을 분리하기 위해 칸막이를 설치할 수 있으나, 설치된 칸막이에 출입문이 있는 경우 출입문의 3분의 1 이상을 투명하게 하여야 한다. 다만, 탈의실의 경우에는 출입문을 투명하게 하여서는 아니 된다.

❷ 미용업(피부, 종합)

㉠ 미용기구는 소독을 한 기구와 소독을 하지 아니한 기구를 구분하여 보관할 수 있는 용기를 비치하여야 한다.

㉡ 소독기·자외선살균기 등 미용기구를 소독하는 장비를 갖추어야 한다.

㉢ 작업장소, 응접장소, 상담실 등을 분리하기 위해 칸막이를 설치할 수 있으나, 설치된 칸막이에 출입문이 있는 경우 출입문의 3분의 1 이상을 투명하게 하여야 한다. 다만, 탈의실의 경우에는 출입문을 투명하게 하여서는 아니 된다.

㉣ 작업장소 내 베드와 베드 사이에 칸막이를 설치할 수 있으나, 설치된 칸막이에 출입문이 있는 경우 그 출입문의 3분의 1 이상은 투명하게 하여야 한다.

❸ 이용업

㉠ 이용기구는 소독을 한 기구와 소독을 하지 아니한 기구를 구분하여 보관할 수 있는 용기를 비치하여야 한다.

㉡ 소독기·자외선살균기 등 이용기구를 소독하는 장비를 갖추어야 한다.

㉢ 응접장소와 작업장소 또는 의자와 의자를 구획하는 커튼·칸막이 그 밖에 이와 유사한 장애물을 설치하여서는 아니 된다.

㉣ 영업소 안에는 별실 그 밖에 이와 유사한 시설을 설치하여서는 아니 된다.

(4) 미용업 영업장 공동사용

❶ 2가지 이상의 미용업 영업자가 하나의 장소에서 공동으로 영업이 가능하다.

❷ 1인이 미용업을 2개 이상 함께 하거나 2인 이상의 미용업을 각각 영업신고를 하는 경우 영업장소를 구획하지 않고 사용이 가능하다.

㉠ 해당: 미용업(일반) + 미용업(피부), 미용업(피부) + 미용업(손톱·발톱)

㉡ 미해당: 미용업(일반) + 미용업(일반)

(5) 변경신고(규칙 제3조 2항)

영업의 중요사항 변경인 경우 시장·군수·구청장에게 변경신고를 하여야 한다.
중요 변경 항목은 ❶ 영업소의 명칭 및 상호 또는 영업장의 면적의 1/3 이상을 변경할 때, ❷ 영업소의 소재지를 변경할 때, ❸ 대표자의 성명을 변경할 때, ❹ 이·미용업 업종간 변경 등이다.

(6) 폐업신고(법 제 3조 2항)

이·미용업을 폐업한 날부터 20일 이내에 시장·군수·구청장에게 신고하여야 한다.

2 영업의 승계

(1) 영업자의 지위 승계(법 제3조 2항)

❶ 공중위생영업자가 그 공중위생영업을 양도하거나 사망한 때 또는 법인의 합병이 있는 때에는 그 양수인 · 상속인 또는 합병 후 존속하는 법인이나 합병에 의하여 설립되는 법인은 그 공중위생영업자의 지위를 승계한다.

❷ 민사집행법에 의한 경매, 「채무자 회생 및 파산에 관한 법률」에 의한 환가나 국세징수법 · 관세법 또는 「지방세징수법」에 의한 압류재산의 매각 그 밖에 이에 준하는 절차에 따라 공중위생영업 관련시설 및 설비의 전부를 인수한 자는 이 법에 의한 그 공중위생영업자의 지위를 승계한다.

❸ 제1항 또는 제2항의 규정에 불구하고 이용업 또는 미용업의 경우에는 제6조의 규정에 의한 면허를 소지한 자에 한하여 공중위생영업자의 지위를 승계할 수 있다.

❹ 제1항 또는 제2항의 규정에 의하여 공중위생영업자의 지위를 승계한 자는 1월 이내에 보건복지부령이 정하는 바에 따라 시장 · 군수 · 구청장에게 신고하여야 한다.

공중위생영업자가 ❶ 공중위생영업을 양도하거나(양수인), ❷ 사망한 때(상속인), ❸ 법인의 합병이 있는 때에는 그 양수인 · 상속인 또는 합병 후 존속하는 법인이나 합병에 의하여 설립되는 법인은 그 공중위생영업자의 지위를 승계한다.

(2) 승계의 제한 및 신고(법 3조 2항)

❶ 이·미용업의 경우 면허를 소지한 자에 한하여 승계 가능하다(3항).

❷ 이·미용업자의 지위를 승계한 자는 1개월 이내에 시장 · 군수 · 구청장에게 신고하여야 한다(4항).

03 영업자 준수사항

1 위생관리 의무(법 제4조)

공중위생영업자(이 · 미용업자)는 고객에게 건강상 위해 요인이 발생하지 아니하도록 영업관련 시설 및 설비를 위생적이고 안전하게 관리하여야 한다.

❶ 공중위생영업자는 그 이용자에게 건강상 위해요인이 발생하지 아니하도록 영업관련 시설 및 설비를 위생적이고 안전하게 관리하여야 한다.

❷ 목욕장업을 하는 자는 다음 각 호의 사항을 지켜야 한다. 이 경우 세부기준은 보건복지부령으로 정한다.

1. 제2조 제1항 제3호 가목의 서비스를 제공하는 경우: 목욕장의 수질기준 및 수질검사방법 등 수질 관리에 관한 사항
2. 제2조 제1항 제3호 나목의 서비스를 제공하는 경우: 위생기준 등에 관한 사항

❸ 이용업을 하는 자는 다음 각 호의 사항을 지켜야 한다.

1. 이용기구는 소독을 한 기구와 소독을 하지 아니한 기구로 분리하여 보관하고, 면도기는 1회용 면도날만을 손님 1인에 한하여 사용할 것. 이 경우 이용기구의 소독기준 및 방법은 보건복지부령으로 정한다.
2. 이용사면허증을 영업소 안에 게시할 것
3. 이용업소표시등을 영업소 외부에 설치할 것

❹ 미용업을 하는 자는 다음 각 호의 사항을 지켜야 한다.

1. 의료기구와 의약품을 사용하지 아니하는 순수한 화장 또는 피부미용을 할 것
2. 미용기구는 소독을 한 기구와 소독을 하지 아니한 기구로 분리하여 보관하고, 면도기는 1회용 면도날만을 손님 1인에 한하여 사용할 것. 이 경우 미용기구의 소독기준 및 방법은 보건복지부령으로 정한다.
3. 미용사면허증을 영업소 안에 게시할 것

❺ 세탁업을 하는 자는 세제를 사용함에 있어서 국민건강에 유해한 물질이 발생되지 아니하도록 기계 및 설비를 안전하게 관리하여야 한다. 이 경우 유해한 물질이 발생되는 세제의 종류와 기계 및 설비의 안전관리에 관하여 필요한 사항은 보건복지부령으로 정한다.

❻ 건물위생관리업을 하는 자는 사용장비 또는 약제의 취급 시 인체의 건강에 해를 끼치지 아니하도록 위생적이고 안전하게 관리하여야 한다.

❼ 제1항 내지 제6항의 규정에 의하여 공중위생영업자가 준수하여야 할 위생관리기준, 기타 위생관리서비스의 제공에 관하여 필요한 사항으로서 그 각항에 규정된 사항 외의 사항 및 감염병환자 기타 함께 출입시켜서는 아니되는 자의 범위와 목욕장 내에 둘 수 있는 종사자의 범위 등 건전한 영업질서유지를 위하여 영업자가 준수하여야 할 사항은 보건복지부령으로 정한다.

공중위생영업자의 불법카메라 설치 금지(법 제 5조) 공중위생영업자는 영업소에 「성폭력범죄의 처벌 등에 관한 특례법」 제14조 제1항에 위반되는 행위에 이용되는 카메라나 그 밖에 이와 유사한 기능을 갖춘 기계장치를 설치해서는 아니 된다. [본조신설 2018. 12. 11.]

2 위생관리 기준(규칙 제7조 관련)

(1) 미용업자 위생관리 기준

❶ 점빼기·귓볼뚫기·쌍꺼풀수술·문신·박피술 그 밖에 이와 유사한 의료행위를 하여서는 아니 된다.

❷ 피부미용을 위하여 의약품 또는 의료기기를 사용하여서는 아니 된다.

❸ 미용기구 중 소독을 한 기구와 소독을 하지 아니한 기구는 각각 다른 용기에 넣어 보관하여야 한다.

❹ 1회용 면도날은 손님 1인에 한하여 사용하여야 한다.

❺ 영업장 안의 조명도는 75룩스 이상이 되도록 유지하여야 한다.

❻ 영업소 내부에 미용업 신고증 및 개설자의 면허증 원본을 게시하여야 한다.

❼ 영업소 내부에 최종지불요금표를 게시 또는 부착하여야 한다.

❽ 영업장 면적이 66제곱미터 이상인 영업소의 경우 영업소 외부에도 손님이 보기 쉬운 곳에 최종지불요금표를 게시 또는 부착하여야 한다. 이 경우 최종지불요금표에는 일부 항목(5개 이상)만을 표시할 수 있다.

❾ 3가지 이상의 미용서비스를 제공하는 경우에는 개별 미용서비스의 최종 가격 및 전체 총액에 관한 내역서를 이용자에게 미리 제공하여야 한다. 사본은 1개월간 보관하여야 한다.

(2) 이용업자 위생관리 기준

❶ 이용기구 중 소독을 한 기구와 소독을 하지 아니한 기구는 각각 다른 용기에 넣어 보관하여야 한다.

❷ 1회용 면도날은 손님 1인에 한하여 사용하여야 한다.

❸ 영업장 안의 조명도는 75룩스 이상이 되도록 유지하여야 한다.

❹ 영업소 내부에 이용업 신고증 및 개설자의 면허증 원본을 게시하여야 한다.

❺ 영업소 내부에 부가가치세, 재료비 및 봉사료 등이 포함된 최종지불요금표를 게시 또는 부착하여야 한다.

❻ 영업장 면적이 66제곱미터 이상인 영업소는 외부(출입문, 창문, 외벽면)에도 손님이 보기 쉬운 곳에 최종지불요금표를 게시 또는 부착하여야 한다. 이 경우 최종지불요금표에는 일부 항목(3개 이상)만을 표시할 수 있다.

❼ 3가지 이상의 이용서비스를 제공하는 경우에는 개별의 최종 지불가격 및 전체 총액에 관한 내역서를 이용자에게 미리 제공하여야 한다. 사본은 1개월간 보관하여야 한다.

제5조(공중위생영업자의 불법카메라 설치 금지) 공중위생영업자는 영업소에 「성폭력범죄의 처벌 등에 관한 특례법」 제14조 제1항에 위반되는 행위에 이용되는 카메라나 그 밖에 이와 유사한 기능을 갖춘 기계장치를 설치해서는 아니 된다.

04 이·미용사의 면허(법 제 6조)

1 면허 발급 및 취소

❶ 이용사 또는 미용사가 되고자 하는 자는 다음 각 호의 1에 해당하는 자로서 보건복지부령이 정하는 바에 의하여 시장 · 군수 · 구청장의 면허를 받아야 한다.

1. 전문대학 또는 이와 같은 수준 이상의 학력이 있다고 교육부장관이 인정하는 학교에서 이용 또는 미용에 관한 학과를 졸업한 자

1의 2.「학점인정 등에 관한 법률」 제8조에 따라 대학 또는 전문대학을 졸업한 자와 같은 수준 이상의 학력이 있는 것으로 인정되어 같은 법 제9조에 따라 이용 또는 미용에 관한 학위를 취득한 자

2. 고등학교 또는 이와 같은 수준의 학력이 있다고 교육부장관이 인정하는 학교에서 이용 또는 미용에 관한 학과를 졸업한 자
3. 교육부장관이 인정하는 고등기술학교에서 1년 이상 이용 또는 미용에 관한 소정의 과정을 이수한 자
4. 국가기술자격법에 의한 이용사 또는 미용사의 자격을 취득한 자

❷ 다음 각 호의 1에 해당하는 자는 이용사 또는 미용사의 면허를 받을 수 없다.

1. 피성년후견인
2. 「정신건강증진 및 정신질환자 복지서비스 지원에 관한 법률」 제3조 제1호에 따른 정신질환자. 다만, 전문의가 이용사 또는 미용사로서 적합하다고 인정하는 사람은 그러하지 아니하다.
3. 공중의 위생에 영향을 미칠 수 있는 감염병환자로서 보건복지부령이 정하는 자
4. 마약 기타 대통령령으로 정하는 약물 중독자
5. 제7조 제1항 제2호, 제4호, 제6호 또는 제7호의 사유로 면허가 취소된 후 1년이 경과되지 아니한 자

제6조의2(위생사의 면허 등)

❶ 위생사가 되려는 사람은 다음 각 호의 어느 하나에 해당하는 사람으로서 위생사 국가시험에 합격한 후 보건복지부장관의 면허를 받아야 한다. 〈개정 2018. 12. 11.〉

1. 전문대학이나 이와 같은 수준 이상에 해당된다고 교육부장관이 인정하는 학교(보건복지부장관이 정하여 고시하는 인정기준에 해당하는 외국의 학교를 포함한다. 이하 같다)에서 보건 또는 위생에 관한 교육과정을 이수한 사람
2. 「학점인정 등에 관한 법률」 제8조에 따라 전문대학을 졸업한 사람과 같은 수준 이상의 학력이 있는 것으로 인정되어 같은 법 제9조에 따라 보건 또는 위생에 관한 학위를 취득한 사람

3. 외국의 위생사 면허 또는 자격(보건복지부장관이 정하여 고시하는 인정기준에 해당하는 면허 또는 자격을 말한다)을 가진 사람

❷ 제1항에 따른 위생사 국가시험은 매년 1회 이상 보건복지부장관이 실시하며, 시험과목 · 시험방법 · 합격기준과 그 밖에 시험에 필요한 사항은 대통령령으로 정한다.

❸ 보건복지부장관은 위생사 국가시험의 실시에 관한 업무를 「한국보건의료인국가시험원법」에 따른 한국보건의료인국가시험원에 위탁할 수 있다.

❹ 위생사 국가시험에서 대통령령으로 정하는 부정행위를 한 사람에 대하여는 그 시험을 정지시키거나 합격을 무효로 한다.

❺ 제4항에 따라 시험이 정지되거나 합격이 무효가 된 사람은 해당 위생사 국가시험 후에 치러지는 위생사 국가시험에 2회 응시할 수 없다.

❻ 보건복지부장관은 위생사 면허를 부여하는 경우에는 보건복지부령으로 정하는 바에 따라 면허대장에 등록하고 면허증을 발급하여야 한다. 다만, 면허 발급 신청일 기준으로 제7항에 따른 결격사유에 해당하는 사람에게는 면허 등록 및 면허증 발급을 하여서는 아니 된다. 〈개정 2019. 12. 3.〉

❼ 다음 각 호의 어느 하나에 해당하는 사람은 위생사 면허를 받을 수 없다. 〈개정 2018. 12. 11.〉

1. 「정신건강증진 및 정신질환자 복지서비스 지원에 관한 법률」 제3조 제1호에 따른 정신질환자. 다만, 전문의가 위생사로서 적합하다고 인정하는 사람은 그러하지 아니하다.
2. 「마약류 관리에 관한 법률」에 따른 마약류 중독자
3. 이 법, 「감염병의 예방 및 관리에 관한 법률」, 「검역법」, 「식품위생법」, 「의료법」, 「약사법」, 「마약류 관리에 관한 법률」 또는 「보건범죄 단속에 관한 특별조치법」을 위반하여 금고 이상의 실형을 선고받고 그 집행이 끝나지 아니하거나 그 집행을 받지 아니하기로 확정되지 아니한 사람

❽ 제6항에 따른 면허의 등록, 수수료 및 면허증에 필요한 사항은 보건복지부령으로 정한다.

(1) 면허 발급 자격 기준(법 6조 1항)

이·미용사의 면허를 받는 방법은 교육을 이수하거나 자격증을 취득하는 방법이 있다.

교육 이수	전문대학, 학점은행제 학교의 이·미용 관련 학과를 졸업
	고등학교, 고등기술학교의 이·미용 관련 학과를 졸업
자격증 취득	이·미용사 자격증을 취득

❶ 전문대학 또는 교육부장관이 인정하는 학교에서 이용 또는 미용에 관한 학과를 졸업한 자

❷ 학점은행제 학점으로 이용 또는 미용에 관한 학위를 취득한 자

❸ 고등학교 또는 교육부장관이 인정하는 학교에서 이용 또는 미용에 관한 학과를 졸업한 자

❹ 교육부장관이 인정하는 고등기술학교에서 1년 이상 이용 또는 미용에 관한 소정의 과정을 이수한 자

❺ 국가기술자격법에 의한 이용사 또는 미용사의 자격을 취득한 자

(2) 면허 결격자(법 6조 2항)

이·미용사의 면허를 받을 수 없는 결격사유 5가지가 있다.

❶ 피성년후견인

❷ 정신질환자(전문의 소견서가 있을 경우 제외)

❸ 감염병 환자(AIDS, 결핵환자 등)

❹ 마약 등의 약물 중독자(향정신성 의약품 중독자)

❺ 면허가 취소된 후 1년이 경과되지 아니한 자

(3) 면허 정지 및 취소(법 7조)

면허정지	이·미용 자격 정지 처분을 받을 때
	다른 사람에게 면허를 대여한 때(1차 위반: 정지 3개월, 2차 위반: 정지 6개월)
면허취소	이·미용 자격이 취소되었을 때
	면허 결격사유자(정신질환자, 감염병자, 마약중독자 등)
	이중으로 면허를 취득한 때
	면허를 다른 사람에게 대여(3차 위반 시)
	면허 정지처분을 받고 정지기간에 업무를 수행할 때

제7조의2(위생사 면허의 취소 등)

❶ 보건복지부장관은 위생사가 다음 각 호의 어느 하나에 해당하는 경우에는 그 면허를 취소한다.

1. 제6조의2 제7항 각 호의 어느 하나에 해당하게 된 경우
2. 면허증을 대여한 경우

❷ 위생사가 제1항 제1호에 따라 면허가 취소된 후 그 처분의 원인이 된 사유가 소멸된 때에는 보건복지부장관은 그 사람에 대하여 다시 면허를 부여할 수 있다.

13 CHAPTER

이·미용업 위생관리 규정과 벌칙

· 학습활동 ·

주요 학습활동(토론, 과제, 퀴즈 등)을 잊지 않도록 작성해두세요.

01 이·미용사의 업무

제8조(이용사 및 미용사의 업무범위 등)

❶ 제6조 제1항의 규정에 의한 이용사 또는 미용사의 면허를 받은 자가 아니면 이용업 또는 미용업을 개설하거나 그 업무에 종사할 수 없다. 다만, 이용사 또는 미용사의 감독을 받아 이용 또는 미용 업무의 보조를 행하는 경우에는 그러하지 아니하다.

❷ 이용 및 미용의 업무는 영업소 외의 장소에서 행할 수 없다. 다만, 보건복지부령이 정하는 특별한 사유가 있는 경우에는 그러하지 아니하다.

❸ 제1항의 규정에 의한 이용사 및 미용사의 업무범위와 이용 · 미용의 업무보조 범위에 관하여 필요한 사항은 보건복지부령으로 정한다.

제8조의2(위생사의 업무범위) 위생사의 업무범위는 다음 각 호와 같다.

1. 공중위생영업소, 공중이용시설 및 위생용품의 위생관리
2. 음료수의 처리 및 위생관리
3. 쓰레기, 분뇨, 하수, 그 밖의 폐기물의 처리
4. 식품 · 식품첨가물과 이에 관련된 기구 · 용기 및 포장의 제조와 가공에 관한 위생관리
5. 유해 곤충 · 설치류 및 매개체 관리
6. 그 밖에 보건위생에 영향을 미치는 것으로서 대통령령으로 정하는 업무

1 이·미용 종사 가능자(법 8조)

이용사 또는 미용사의 면허를 받은 자가 아니면 이용업 또는 미용업을 개설하거나 그 업무에 종사할 수 없다. 단 이·미용사의 감독을 받아 이용 또는 미용 업무의 보조를 행하는 경우에는 가능하다.

✚ The 알아보기

이·미용 업무 보조범위(규칙14조3항)
이·미용사 업무의 본질적이고 중요한 업무가 아닌 이·미용사의 지도감독을 받아 행하는 사후 처리 및 단순 보조행위(아래 조력범위 예시)는 면허증이 없어도 가능하다.
① 이용업: 면도
② 미용업(일반): 머리감기, 모발 건조하기, 펌제, 염모제 도포, 로드와인딩
③ 미용업(손톱·발톱): 제거제 도포
④ 공통: 잔여물 처리, 수건으로 닦기

2 영업소 외에서의 미용 업무(법 8조 2항)

이용 또는 미용의 업무는 영업소 외의 장소에서 행할 수 없다. 단 특별한 사유가 있을 경우는 가능하다.

❶ 질병 및 기타의 사유로 인하여 영업소에 나올 수 없는 자에 대하여 미용을 하는 경우

❷ 혼례 기타 의식에 참여하는 자에 대하여 그 의식 직전에 미용을 하는 경우

❸ 사회복지시설에서 봉사활동으로 이·미용을 하는 경우

❹ 방송 등 촬영에 참여하는 사람에 대하여 그 촬영 직전에 이·미용을 하는 경우

❺ 특별한 사정이 있다고 시장·군수·구청장이 인정하는 경우

02 행정지도 감독

1 영업소 출입검사(법 9조)

❶ 공중위생 관리상 필요하다고 인정하는 때에는 영업자 및 소유자 등에 대하여 필요한 보고를 하게 한다.

❷ 소속 공무원이 위생 관리 의무 이행 및 시설의 위생 관리 실태를 검사 및 영업장부나 서류를 열람할 수 있다.

2 영업 제한(법 9조 제2항)

시·도지사는 공익상 또는 선량한 풍속을 유지하기 위하여 필요하다고 인정하는 때에는 영업시간 및 영업행위에 관한 필요한 제한을 할 수 있다.

3 영업소 폐쇄(법 11조)

제11조(공중위생영업소의 폐쇄 등)

❶ 시장 · 군수 · 구청장은 공중위생영업자가 다음 각 호의 어느 하나에 해당하면 6월 이내의 기간을 정하여 영업의 정지 또는 일부 시설의 사용중지를 명하거나 영업소폐쇄 등을 명할 수 있다. 다만, 관광숙박업의 경우에는 해당 관광숙박업의 관할행정기관의 장과 미리 협의하여야 한다.

1. 제3조 제1항 전단에 따른 영업신고를 하지 아니하거나 시설과 설비기준을 위반한 경우
2. 제3조 제1항 후단에 따른 변경신고를 하지 아니한 경우
3. 제3조의2 제4항에 따른 지위승계신고를 하지 아니한 경우
4. 제4조에 따른 공중위생영업자의 위생관리의무 등을 지키지 아니한 경우

4의2. 제5조를 위반하여 카메라나 기계장치를 설치한 경우

5. 제8조 제2항을 위반하여 영업소 외의 장소에서 이용 또는 미용 업무를 한 경우
6. 제9조에 따른 보고를 하지 아니하거나 거짓으로 보고한 경우 또는 관계 공무원의 출입, 검사 또는 공중위생영업 장부 또는 서류의 열람을 거부 · 방해하거나 기피한 경우
7. 제10조에 따른 개선명령을 이행하지 아니한 경우
8. 「성매매알선 등 행위의 처벌에 관한 법률」, 「풍속영업의 규제에 관한 법률」, 「청소년보호법」, 「아동 · 청소년의 성보호에 관한 법률」 또는 「의료법」을 위반하여 관계 행정기관의 장으로부터 그 사실을 통보받은 경우

❷ 시장 · 군수 · 구청장은 제1항에 따른 영업정지처분을 받고도 그 영업정지 기간에 영업을 한 경우에는 영업소 폐쇄를 명할 수 있다.

❸ 시장 · 군수 · 구청장은 다음 각 호의 어느 하나에 해당하는 경우에는 영업소 폐쇄를 명할 수 있다.

1. 공중위생영업자가 정당한 사유 없이 6개월 이상 계속 휴업하는 경우
2. 공중위생영업자가 「부가가치세법」 제8조에 따라 관할 세무서장에게 폐업신고를 하거나 관할 세무서장이 사업자 등록을 말소한 경우

❹ 제1항에 따른 행정처분의 세부기준은 그 위반행위의 유형과 위반 정도 등을 고려하여 보건복지부령으로 정한다.

❺ 시장 · 군수 · 구청장은 공중위생영업자가 제1항의 규정에 의한 영업소폐쇄명령을 받고도 계속하여 영업을 하는 때에는 관계공무원으로 하여금 해당 영업소를 폐쇄하기 위하여 다음 각 호의 조치를 하게 할 수 있다. 제3조 제1항 전단을 위반하여 신고를 하지 아니하고 공중위생영업을 하는 경우에도 또한 같다.

1. 해당 영업소의 간판, 기타 영업표지물의 제거
2. 해당 영업소가 위법한 영업소임을 알리는 게시물 등의 부착
3. 영업을 위하여 필수불가결한 기구 또는 시설물을 사용할 수 없게 하는 봉인

❻ 시장 · 군수 · 구청장은 제5항 제3호에 따른 봉인을 한 후 봉인을 계속할 필요가 없다고 인정되는 때와 영업자 등이나 그 대리인이 해당 영업소를 폐쇄할 것을 약속하는 때 및 정당한 사유를 들어 봉인의 해제를 요청하는 때에는 그 봉인을 해제할 수 있다. 제5항 제2호에 따른 게시물 등의 제거를 요청하는 경우에도 또한 같다.

제11조의2(과징금처분)

❶ 시장 · 군수 · 구청장은 제11조 제1항의 규정에 의한 영업정지가 이용자에게 심한 불편을 주거나 그 밖에 공익을 해할 우려가 있는 경우에는 영업정지 처분에 갈음하여 1억 원 이하의 과징금을 부과할 수 있다. 다만, 제5조, 「성매매알선 등 행위의 처벌에 관한 법률」, 「아동 · 청소년의 성보호에 관한 법률」, 「풍속영업의 규제에 관한 법률」 제3조 각 호의 1 또는 이에 상응하는 위반행위로 인하여 처분을 받게 되는 경우를 제외한다.

❷ 제1항의 규정에 의한 과징금을 부과하는 위반행위의 종별 · 정도 등에 따른 과징금의 금액 등에 관하여 필요한 사항은 대통령령으로 정한다.

❸ 시장 · 군수 · 구청장은 제1항의 규정에 의한 과징금을 납부하여야 할 자가 납부기한까지 이를 납부하지 아니한 경우에는 대통령령으로 정하는 바에 따라 제1항에 따른 과징금 부과처분을 취소하고, 제11조 제1항에 따른 영업정지 처분을 하거나 「지방세외수입금의 징수 등에 관한 법률」에 따라 이를 징수한다.

❹ 제1항 및 제3항의 규정에 의하여 시장 · 군수 · 구청장이 부과 · 징수한 과징금은 해당 시 · 군 · 구에 귀속된다.

⑤ 시장 · 군수 · 구청장은 과징금의 징수를 위하여 필요한 경우에는 다음 각 호의 사항을 기재한 문서로 관할 세무관서의 장에게 과세정보의 제공을 요청할 수 있다.

1. 납세자의 인적사항
2. 사용목적
3. 과징금 부과기준이 되는 매출금액

제11조의3(행정제재처분효과의 승계)

❶ 공중위생영업자가 그 영업을 양도하거나 사망한 때 또는 법인의 합병이 있는 때에는 종전의 영업자에 대하여 제11조 제1항의 위반을 사유로 행한 행정제재처분의 효과는 그 처분기간이 만료된 날부터 1년간 양수인 · 상속인 또는 합병 후 존속하는 법인에 승계된다.

❷ 공중위생영업자가 그 영업을 양도하거나 사망한 때 또는 법인의 합병이 있는 때에는 제11조 제1항의 위반을 사유로 하여 종전의 영업자에 대하여 진행 중인 행정제재처분 절차를 양수인 · 상속인 또는 합병 후 존속하는 법인에 대하여 속행할 수 있다.

❸ 제1항 및 제2항에도 불구하고 양수인이나 합병 후 존속하는 법인이 양수하거나 합병할 때에 그 처분 또는 위반사실을 알지 못한 경우에는 그러하지 아니하다.

제11조의4(같은 종류의 영업 금지)

❶ 제5조, 「성매매알선 등 행위의 처벌에 관한 법률」 · 「아동 · 청소년의 성보호에 관한 법률」 · 「풍속영업의 규제에 관한 법률」 또는 「청소년보호법」(이하 이 조에서 "「성매매알선 등 행위의 처벌에 관한 법률」 등"이라 한다)을 위반하여 제11조 제1항의 폐쇄명령을 받은 자(법인인 경우에는 그 대표자를 포함한다. 이하 제2항에서 같다)는 그 폐쇄명령을 받은 후 2년이 경과하지 아니한 때에는 같은 종류의 영업을 할 수 없다.

❷ 「성매매알선 등 행위의 처벌에 관한 법률」 등 외의 법률을 위반하여 제11조 제1항의 폐쇄명령을 받은 자는 그 폐쇄명령을 받은 후 1년이 경과하지 아니한 때에는 같은 종류의 영업을 할 수 없다.

❸ 「성매매알선 등 행위의 처벌에 관한 법률」 등의 위반으로 제11조 제1항에 따른 폐쇄명령이 있은 후 1년이 경과하지 아니한 때에는 누구든지 그 폐쇄명령이 이루어진 영업장소에서 같은 종류의 영업을 할 수 없다.

제11조의5(이용업소표시등의 사용제한) 누구든지 시·군·구에 이용업 신고를 하지 아니하고 이용업소표시등을 설치할 수 없다.

제11조의6(위반사실 공표) 시장·군수·구청장은 제7조, 제11조 또는 제11조의2에 따라 행정처분이 확정된 공중위생영업자에 대한 처분 내용, 해당 영업소의 명칭 등 처분과 관련한 영업 정보를 대통령령으로 정하는 바에 따라 공표하여야 한다.

제12조(청문) 보건복지부장관 또는 시장·군수·구청장은 다음 각 호의 어느 하나에 해당하는 처분을 하려면 청문을 하여야 한다.

1. 제3조 제3항에 따른 신고사항의 직권 말소
2. 제7조에 따른 이용사와 미용사의 면허취소 또는 면허정지
3. 제7조의2에 따른 위생사의 면허취소
4. 제11조에 따른 영업정지명령, 일부 시설의 사용중지명령 또는 영업소 폐쇄명령

제13조(위생서비스수준의 평가)

❶ 시 · 도지사는 공중위생영업소(관광숙박업의 경우를 제외한다. 이하 이 조에서 같다)의 위생관리수준을 향상시키기 위하여 위생서비스평가계획(이하 "평가계획"이라 한다)을 수립하여 시장 · 군수 · 구청장에게 통보하여야 한다. 〈개정 2005. 3. 31.〉

❷ 시장 · 군수 · 구청장은 평가계획에 따라 관할지역별 세부평가계획을 수립한 후 공중위생영업소의 위생서비스수준을 평가(이하 "위생서비스평가"라 한다)하여야 한다.

❸ 시장 · 군수 · 구청장은 위생서비스평가의 전문성을 높이기 위하여 필요하다고 인정하는 경우에는 관련 전문기관 및 단체로 하여금 위생서비스평가를 실시하게 할 수 있다.

❹ 제1항 내지 제3항의 규정에 의한 위생서비스평가의 주기 · 방법, 위생관리등급의 기준 기타 평가에 관하여 필요한 사항은 보건복지부령으로 정한다.

제14조(위생관리등급 공표등)

❶ 시장 · 군수 · 구청장은 보건복지부령이 정하는 바에 의하여 위생서비스평가의 결과에 따른 위생관리등급을 해당 공중위생영업자에게 통보하고 이를 공표하여야 한다.

❷ 공중위생영업자는 제1항의 규정에 의하여 시장 · 군수 · 구청장으로부터 통보받은 위생관리등급의 표지를 영업소의 명칭과 함께 영업소의 출입구에 부착할 수 있다.

❸ 시 · 도지사 또는 시장 · 군수 · 구청장은 위생서비스평가의 결과 위생서비스의 수준이 우수하다고 인정되는 영업소에 대하여 포상을 실시할 수 있다.

❹ 시 · 도지사 또는 시장 · 군수 · 구청장은 위생서비스평가의 결과에 따른 위생관리등급별로 영업소에 대한 위생감시를 실시하여야 한다. 이 경우 영업소에 대한 출입 · 검사와 위생감시의 실시주기 및 횟수 등 위생관리등급별 위생감시기준은 보건복지부령으로 정한다.

제15조(공중위생감시원)

❶ 제3조, 제3조의2, 제4조 또는 제8조 내지 제11조의 규정에 의한 관계공무원의 업무를 행하게 하기 위하여 특별시 · 광역시 · 도 및 시 · 군 · 구(자치구에 한한다)에 공중위생감시원을 둔다.

❷ 제1항의 규정에 의한 공중위생감시원의 자격 · 임명 · 업무범위 기타 필요한 사항은 대통령령으로 정한다.

제15조의2(명예공중위생감시원)

❶ 시 · 도지사는 공중위생의 관리를 위한 지도 · 계몽 등을 행하게 하기 위하여 명예공중위생감시원을 둘 수 있다.

❷ 제1항의 규정에 의한 명예공중위생감시원의 자격 및 위촉방법, 업무범위 등에 관하여 필요한 사항은 대통령령으로 정한다.

제16조(공중위생 영업자단체의 설립) 공중위생영업자는 공중위생과 국민보건의 향상을 기하고 그 영업의 건전한 발전을 도모하기 위하여 영업의 종류별로 전국적인 조직을 가지는 영업자단체를 설립할 수 있다.

제17조(위생교육)

❶ 공중위생영업자는 매년 위생교육을 받아야 한다.

❷ 제3조 제1항 전단의 규정에 의하여 신고를 하고자 하는 자는 미리 위생교육을 받아야 한다. 다만, 보건복지부령으로 정하는 부득이한 사유로 미리 교육을 받을 수 없는 경우에는 영업개시 후 6개월 이내에 위생교육을 받을 수 있다

❸ 제1항 및 제2항의 규정에 따른 위생교육을 받아야 하는 자 중 영업에 직접 종사하지 아니하거나 2 이상의 장소에서 영업을 하는 자는 종업원 중 영업장별로 공중위생에 관한 책임자를 지정하고 그 책임자로 하여금 위생교육을 받게 하여야 한다.

❹ 제1항부터 제3항까지의 규정에 따른 위생교육은 보건복지부장관이 허가한 단체 또는 제16조에 따른 단체가 실시할 수 있다.

❺ 제1항부터 제4항까지의 규정에 따른 위생교육의 방법 · 절차 등에 관하여 필요한 사항은 보건복지부령으로 정한다.

제18조(위임 및 위탁)

❶ 보건복지부장관은 이 법에 의한 권한의 일부를 대통령령이 정하는 바에 의하여 시 · 도지사 또는 시장 · 군수 · 구청장에게 위임할 수 있다.

❷ 보건복지부장관은 대통령령이 정하는 바에 의하여 관계 전문기관에 그 업무의 일부를 위탁할 수 있다.

제19조(국고보조) 국가 또는 지방자치단체는 제13조 제3항의 규정에 의하여 위생서비스평가를 실시하는 자에 대하여 예산의 범위 안에서 위생서비스평가에 소요되는 경비의 전부 또는 일부를 보조할 수 있다.

제19조의2(수수료) 제6조의 규정에 의하여 이용사 또는 미용사 면허를 받고자 하는 자는 대통령령이 정하는 바에 따라 수수료를 납부하여야 한다.

제19조의3(같은 명칭의 사용금지) 위생사가 아니면 위생사라는 명칭을 사용하지 못한다.

(1) 영업의 정지 및 폐쇄(법 11조 1항)

이·미용업자가 아래의 사항을 위반했을 때 6월 이내의 기간을 정하여 영업 정지, 일부 시설 사용 중지 및 폐쇄 등을 할 수 있다.

❶ 영업신고를 하지 않거나 시설과 설비 기준을 위반한 경우

❷ 중요사항의 변경 신고를 하지 않은 경우

❸ 지위승계 신고를 하지 않은 경우

❹ 위생관리 의무 등을 지키지 않은 경우

❺ 불법 카메라나 기계장치를 설치한 경우

❻ 필요 보고를 하지 않거나 관계 공무원의 출입 검사, 서류 열람을 거부, 방해 기피한 경우

❼ 풍속규제 법률, 성매매 알선 등 행위 처벌에 관한 법률, 청소년보호법, 의료법을 위반한 경우

❽ 설비 및 위생관련 개선명령을 이행하지 아니한 경우

(2) 청문 실시 사유(법 12조)

보건복지부장관 또는 시장·군수·구청장은 청문을 하여 아래 항목에 해당하는 처분을 하기 위해서는 청문을 하여야 한다.

❶ 이·미용사의 면허취소 또는 면허정지

❷ 폐업신고나 사업자등록 말소에 관한 신고사항의 직권말소

❸ 일부 시설의 사용 중지

❹ 영업 정지명령 또는 영업소 폐쇄명령

4 공중위생감시원임명(법 15조)

시·도지사, 시장·군수·구청장은 소속 공무원 중에서 공중위생감시원을 임명한다.

(1) 공중위생감시원의 자격 요건(시행령 8조)

❶ 위생사 또는 환경산업기사 2급 이상의 자격증을 소지한 사람

❷ 대학에서 화학, 화공학, 환경공학, 위생학 분야를 졸업하거나 동등 이상의 자격이 있는 사람

❸ 외국에서 위생사 또는 환경기사 면허를 받은 사람

❹ 1년 이상 공중위생 행정에 종사한 경력이 있는 사람

❺ 기타 공중위생 행정에 종사하는 자 중 교육훈련을 2주 이상 받은 사람

(2) 공중위생감시원의 업무 범위(시행령 9조)

❶ 시설 및 설비의 확인

❷ 시설 및 설비의 위생상태 확인 검사, 영업자의 위생 관리 의무 및 준수사항 이행 여부 확인

❸ 공중 이용시설의 위생상태 확인 검사

❹ 위생지도 이행 여부 확인

❺ 공중위생업소의 영업의 정지, 일부 시설의 사용정지

❻ 영업소 폐쇄명령 이행여부의 확인

The 알아보기

위생감시 대상 및 중점 점검내용(이·미용업): 면허 대여 여부, 밀실 및 불법 칸막이 설치 여부 등

(3) 명예공중위생감시원(시행령 9조 2항)

시·도지사는 공중위생의 관리를 위한 지도 · 계몽 등을 행하게 하기 위하여 명예공중위생감시원을 둘 수 있다.

가. 자격

❶ 공중위생에 대한 지식과 관심이 있는 자

❷ 소비자단체, 공중위생 관련 협회 또는 단체의 소속 직원 중에서 당해 단체장의 추천이 있는 자

나. 명예공중위생감시원의 업무

❶ 공중위생감시원이 행하는 검사 대상물의 수거지원

❷ 법령 위반행위에 대한 시고 및 자료제공

❸ 공중위생에 관한 홍보 계몽 등 시·도지사가 정하여 부여하는 업무

03 업소 위생등급

1 위생평가

(1) 위생서비스 평가계획(시·도지사)

시·도지사는 위생서비스 평가계획을 수립하여 시장·군수·구청장에게 통보한다.

(2) 위생서비스 평가(시장·군수·구청장)

❶ 시장·군수·구청장은 평가계획에 따라 관할지역별 세부평가계획을 수립한 후 공중위생 영업소의 위생서비스 수준을 평가한다.

❷ 시장·군수·구청장은 위생서비스 평가의 전문성을 높이기 위하여 필요하다고 인정하는 경우에는 관련 전문기관 및 단체로 하여금 위생서비스 평가를 실시하게 할 수 있다.

(3) 위생서비스 수준의 평가 주기(시행규칙 20조)

위생서비스 수준의 평가는 매 2년마다 실시한다.

2 위생등급 시행규칙(21조)

(1) 위생 관리등급 구분(보건복지부령)

최우수업소	녹색 등급
우수업소	황색 등급
일반관리 대상 업소	백색 등급

(2) 위생관리 등급의 공표(시장·군수·구청장)

❶ 시장·군수·구청장은 위생서비스 평가 결과에 따른 위생관리등급을 해당 공중위생영업자에게 통보하고 이를 공표하여야 한다.

❷ 공중위생영업자는 위생관리 등급의 표지를 영업소의 명칭과 함께 영업소의 출입구에 부착할 수 있다.

(3) 위생 감시(시·도지사 또는 시장·군수·구청장)

❶ 시·도지사 또는 시장·군수·구청장은 위생서비스의 평가 결과에 따른 위생관리 등급별로 영업소에 대한 위생감시를 실시해야 한다.

❷ 영업소에 대한 출입 검사와 위생감시의 실시 주기 및 횟수 등 위생관리 등급별 위생감시 기준은 보건복지부령으로 한다.

04 보수교육

1 영업자 위생교육(법 17조)

(1) 교육 주기 및 시간: 매년 3시간

(2) 교육 대상

❶ 영업신고를 하려면 미리 위생교육을 받아야 한다.

❷영업 개시 후 6개월 이내에 위생교육을 받을 수 있는 경우

㉠ 천재지변, 본인의 질병 사고, 업무상 국외 출장 등의 사유로 교육을 받을 수 없는 경우

㉡ 교육을 실시하는 단체의 사정 등으로 미리 교육을 받기 불가능한 경우

+ The 알아보기

미용업 업종별 위생교육 : 동일인이 2개 이상 미용업 영업 시 주 업종에 해당하는 위생교육을 이수하면 당해 연도에 해당되는 위생교육을 수료한 것으로 인정

(3) 교육 내용

❶ 공중위생관리법 및 관련 법규

❷ 소양교육(친절 및 청결에 관한 사항 포함)

❸ 기술교육

❹ 기타 공중위생에 관하여 필요한 내용

(4) 교육 대체 사유

위생교육 대상자 중 도서 벽지지역에서 영업을 하고 있거나 하려는 자에 대하여는 교육교재를 배부하여 이를 익히고 활용함으로써 교육에 갈음할 수 있다.

(5) 교육 면제 사유

위생교육을 받은 날로부터 2년 이내에 위생교육을 받은 업종과 같은 업종의 영업을 하려는 경우에는 해당 영업에 대한 위생교육을 받은 것으로 본다.

2 위생교육기관(법 18조)

(1) 위생교육기관 자격

보건복지부장관이 허가한 단체 또는 공중위생업자 단체

(2) 위생교육기관의 의무

❶ 교육교재를 편찬하여 교육대상자에게 제공

❷ 위생교육 수료자에게 수료증 교부

❸ 교육실시 결과를 교육 후 1개월 이내에 시장·군수·구청장에게 통보

❹ 수료증 교부대장 등 교육에 관한 기록을 2년 이상 보관 관리

+ The 알아보기

이·미용 위생교육 실시단체

이용업	(사)한국이용사회
미용업(일반), 미용업(종합)	(사)대한미용사회
미용업(손톱·발톱)	(사)대한네일미용사중앙회
미용업(피부)	(사)한국피부미용사중앙회
미용업(화장·분장)	(사)한국메이크업미용사회

05 벌칙

The 알아보기

벌금, 과징금, 과태료의 차이

벌금	형사처벌로서 사법당국에 고발조치 대상임을 의미
과징금	일정한 행정법상 의무를 위반하거나 이행하지 않을 때에 행정기관이 부과하는 금전적 제재
과태료	국가 또는 공공단체가 국민에게 가하는 금전벌(행정상의 질서의무 위반행위에 대한 제재)

1 위반자에 대한 벌칙, 과징금

(1) 벌칙(제 20조)

1년 이하의 징역 또는 1천만 원 이하의 벌금	① 공중위생영업의 신고를 하지 아니한 자(법3조1항) ② 영업소 폐쇄명령을 받고도 계속해서 영업을 한 자(법 11조1항) ③ 영업정지 일부 시설의 사용중지 명령을 받고도 그 기간 중에 영업을 하거나 그 시설을 사용한 자(법11조 1항)
6개월 이하의 징역 또는 500만 원 이하의 벌금	① 공중위생영업의 변경 신고를 하지 않은 자(법 제3조 1항) ② 공중위생영업의 지위를 승계한 자로서 신고(1월 이내)를 아니한 자(법 3조 2) ③ 건전한 영업 질서를 위하여 준수해야 할 사항을 준수하지 아니한 자(법 4조 7항)
300만 원 이하의 벌금	① 면허 취소 후에도 계속 이·미용업 업무를 행한 자(법7조1항) ② 면허를 받지 않고 이·미용업 개설이나 업무에 종사한 경우(법8조1항)

(2) 과징금(법 11조의 2)

* 과징금 처분(시장·군수·구청장)

❶ 영업정지가 이·미용업자에게 심한 불편을 주거나 공익을 해할 우려가 있는 경우에는 영업정지 처분에 갈음하여 1억 원 이하의 과징금을 부과할 수 있다.

❷ 통지받은 날로부터 20일 이내에 과징금을 납부하여야 한다.

❸ 과징금 징수절차는 보건복지부령으로 정한다.

The 알아보기

과징금 상한액 조정: 3천만 원에서 1억 원으로 상향 조정됨(19년 4월)

2 과태료 양벌 규정

(1) 과태료 처분(법 22조)

3백만 원 이하의 과태료	① 이·미용 시설 및 설비의 개선명령을 위반한 자 ② 공중 위생법상 필요한 보고를 당국에 하지 아니한 자 ③ 관계공무원의 출입, 검사, 기타 조치를 거부, 방해 기피한 자
2백만 원 이하의 과태료	① 이·미용업소의 위생관리 의무를 지키지 아니한 자 ② 영업소 이외의 장소에서 이·미용 업무를 행한 자 ③ 위생교육을 받지 아니한 자

(2) 과태료 부과(시장·군수·구청장)

❶ 과태료는 시장·군수·구청장이 부과 징수한다.

(3) 과태료 처분의 이의 제기

❶ 과태료 처분에 불복이 있는 자는 고지 30일 이내에 이의를 제기할 수 있다.

❷ 이의를 제기한 때에 처분권자는 관할 법원에 통보하여 과태료의 재판을 한다.

❸ 이의 제기 없이 납부를 기피한 경우 지방세 체납 처분의 예에 따라 징수한다.

(4) 양벌 규정

법인의 대표자, 법인 또는 개인의 대리인, 사용인, 그 밖의 종업원이 위반행위를 하면 행위자를 벌하는 외에 그 법인 또는 개인에게도 해당 조문의 벌금형에 처한다.

3 행정 처분(규칙 19조)

(1) 면허에 관한 규정 위반

위반 사항	행정 처분 기준			
	1차 위반	2차 위반	3차 위반	4차 위반
㉠ 미용사 자격이 취소된 때	면허 취소			
㉡ 미용사 자격정지 처분을 받은 때	면허 정지		국가기술자격법에 의한 자격정지 처분기간에 한한다.	
㉢ 면허결격자의 결격사유에 해당	면허 취소			
㉣ 이중으로 면허 취득	면허 취소			
㉤ 면허증을 다른 사람에게 대여한 때	면허정지 3월	면허정지 6월	면허 취소	
㉥ 면허 정지처분을 받고 그 정지 기간 중 업무를 행한 때	면허 취소			

(2) 법 또는 명령 위반

위반 사항	행정 처분 기준			
	1차 위반	2차 위반	3차 위반	4차 위반
㉠ 위생교육을 받지 아니한 때	경고	영업정지 5일	영업정지 10일	영업장폐쇄 명령
㉡ 소독한 기구와 미소독 기구를 별도 보관하지 않거나 1회용 면도날을 2인 이상 손님에게 사용한 때	경고	영업정지 5일	영업정지 10일	영업장폐쇄 명령
㉢ 미용업신고증, 면허증원본, 요금표를 미게시하거나 조명도를 준수하지 않은 때	경고 또는 개선명령	영업정지 5일	영업정지 10일	영업장폐쇄 명령
㉣ 영업자의 지위를 승계한 후 1월 이내에 신고하지 아니한 때	개선명령	영업정지 10일	영업정지 1월	영업장폐쇄 명령
㉤ 보건복지부장관, 시·도지사 또는 시·군·구청장의 개선명령을 이행하지 않은 때	경고	영업정지 10일	영업정지 1월	영업장폐쇄 명령

㉥ 시설 및 설비기준을 위반한 때 (응접장소와 작업장소 또는 의자와 의자를 구획하는 커튼 칸막이, 그 밖에 이와 유사한 커튼을 설치할 때)	개선명령	영업정지 15일	영업정지 1월	영업장폐쇄 명령
㉥-1. 시설 설비기준을 위반할 때 (이·미용업소 안에 별실 그 밖에 이와 유사한 시설을 설치할 때)	영업정지 1월	영업정지 2월	영업장폐쇄 명령	
㉦ 신고를 하지 않고 영업소의 명칭, 상호 또는 면적의 1/3 이상을 변경한 때	경고 또는 개선명령	영업정지 15일	영업정지 1월	영업장폐쇄 명령
㉧ 필요한 보고를 하지 않거나 거짓으로 보고한 때 또는 관계공무원의 출입검사를 거부 기피하거나 방해한 때	영업정지 10일	영업정지 20일	영업정지 1월	영업장폐쇄 명령
㉨ 영업소 이외의 장소에서 업무를 행한 때	영업정지 1월	영업정지 2월	영업장폐쇄 명령	
㉩ 미용업소 안에 별실 그 밖에 이와 유사한 시설을 설치할 때	영업정지 1월	영업정지 2월	영업장폐쇄 명령	
㉪ 영업소의 소재지를 변경하고 신고하지 않은 경우	영업정지 1월	영업정지 2월	영업장폐쇄 명령	
㉫ 이·미용업소에 몰래카메라를 설치할 때	영업정지 1월	영업정지 2월	영업장폐쇄 명령	
㉬ 피부미용을 위하여 의약품 의료용구를 사용하거나 보관하고 있는 때	영업정지 2월	영업정지 3월	영업장폐쇄 명령	
㉭ 점빼기, 귓볼뚫기, 쌍거풀 수술, 문신 박피술 그밖에 이와 유사한 의료행위를 한 때	영업정지 2월	영업정지 3월	영업장폐쇄 명령	
㉮ 영업정지처분을 받고 그 영업정지 기간 중 영업을 한 때	영업장폐쇄 명령			

+ The 알아보기

공중위생업소(이·미용업)에 몰래카메라 설치 시(시행규칙 19조 - 2019년 6월 신설)
1차 위반: 영업정지 1월 / 2차 위반: 영업정지 2월 / 3차 위반: 영업장 폐쇄명령

(3) 성매매 알선 등, 풍속규제 등에 관한 법률, 의료법 위반

위반 사항	행정 처분 기준			
	1차 위반	2차 위반	3차 위반	4차 위반
㉠ 손님에게 윤락행위 또는 음란행위를 하게 하거나 이를 알선 또는 제공한 때				
영업소	영업정지 3월	영업장폐쇄 명령		
미용사(업주)	면허정지 3월	면허취소		
㉡ 손님에게 도박 그 밖에 사행행위를 하게 한 때	영업정지 1월	영업정지 2월	영업장폐쇄 명령	
㉢ 음란한 물건을 관람 열람하게 하거나 진열 또는 보관한 때	개선명령	영업정지 15일	영업정지 1월	영업장폐쇄 명령
㉣ 무자격 안마사로 하여금 안마사의 업무에 관한 행위를 한 때	영업정지 1월	영업정지 2월	영업장폐쇄 명령	

P
U
B
L
I
C

H
E
A
L
T
H

PART 02

공중보건학 문제와 해설

PUBLIC HEALTH

01 chapter 공중보건학 총론

01 공중보건학의 정의로 가장 적합한 것은?

① 질병예방, 생명연장, 질병 치료에 주력하는 기술이며 과학이다.

② 질병예방, 생명유지, 조기 치료에 주력하는 기술이며 과학이다.

③ 질병의 조기 발견, 조기 예방, 생명연장에 주력하는 기술이며 과학이다.

④ 질병예방, 생명연장, 건강증진에 주력하는 기술이며 과학이다.

해설

공중보건학은 질병예방, 수명연장, 신체적 · 정신적 건강 및 효율을 증진시키는 기술이며 과학이다.

02 공중보건에 대한 설명으로 적절한 것은?

① 예방의학을 대상으로 한다.

② 사회의학을 대상으로 한다.

③ 공중보건의 대상은 개인이다.

④ 집단 또는 지역사회를 대상으로 한다.

해설

공중보건학의 대상은 개인이 아닌 지역사회 주민 전체, 인간집단을 대상으로 한다.

03 공중보건학의 주요 내용과 대상이 아닌 것은?

① 대상 – 개인과 가족

② 목적 – 질병예방

③ 대상 – 지역사회 전체 주민

④ 조직적인 지역사회 공동 노력

해설

공중보건학은 지역사회 주민 전체 또는 전 국민을 대상으로 한다.

04 공중보건사업과 관계가 가장 적은 것은?

① 암환자 치료사업

② 환경위생 개선사업

③ 질병의 조기 진단을 위한 의료봉사 사업

④ 감염병 예방사업

05 공중보건의 내용과 관계가 없는 것은?

① 역학 및 감염병 예방

② 건강진단 및 질병치료

③ 학교보건 및 보건교육

④ 인구학 및 가족계획

06 공중보건학의 개념과 거리가 먼 학문은?

① 임상의학

② 지역사회의학

③ 예방의학

④ 공중위생학

해설

공중보건학과 유관한 분야로는 공중위생학, 예방의학, 사회의학, 지역사회의학이 있다.

07 지역이나 나라 간의 건강수준을 비교할 수 있는 건강지표가 아닌 것은?

① 영아사망률

② 조출생률

③ 평균수명

④ 조사망률

해설

조출생률은 가족계획사업의 성과지표이다.

08 공중보건사업에 있어서 사업단위로 우선적으로 고려해야 할 사항은?

① 지역사회

② 위급환자

③ 생활보호 대상자

④ 가족

09 C.E.A Winslow의 공중보건 정의 중 보건학의 목적 내용으로만 조합된 것은?

① 질병예방, 건강증진, 수명연장

② 보건행정, 의료행정, 약무행정

③ 질병치료, 건강증진, 보건행정

④ 질병예방, 질병치료, 건강증진

10 공중보건사업상 최우선으로 관리해야 할 환자는?

① 정신질환자

② 결핵환자

③ 암환자

④ 신장병환자

해설

감염성이 강한 질병의 환자가 우선 관리대상이 된다.

11 건강의 정의를 가장 잘 나타낸 것은?

① 질병이 없고, 허약하지 않으며 육체적, 정신적, 사회적으로 안녕한 상태

② 질병이 없고, 허약하지 않으며 신체적으로 안녕한 상태

③ 질병이 없고, 허약하지 않으며 정신적으로 안녕한 상태

④ 신체적, 정신적, 사회적으로 안녕한 완전무결한 상태

해설

현대에는 육체적 · 정신적으로 건강해야 함은 물론이고 사회생활 중에 자기의 역할과 기능을 만족스럽게 수행할 수 있는 상태까지를 건강의 개념으로 보고 있다.

12 질병 발생의 세 가지 요인으로 연결된 것은?

① 숙주 - 병인 - 환경

② 숙주 - 병인 - 유전

③ 숙주 - 병인 - 병원소

④ 숙주 - 병인 - 저항력

해설

질병의 3대 요인은 숙주, 병인, 환경이다.

13 다음 중 가장 대표적인 보건수준 평가 기준으로 옳은 것은?

① 사인별 사망률

② 성인사망률

③ 영아사망률

④ 모성사망률

해설

영아사망률(0세아의 사망률)은 한 국가의 건강수준을 나타내는 지표로 활용된다.

14 전체 사망자 수에 대한 50세 이상의 사망자 수를 나타낸 구성 비율은?

① 평균수명

② 비례사망지수

③ 영아사망률

④ 조사망률

해설

비례사망지수는 전체 사망자 수에 대한 50세 이상의 사망자수이다.

15 질병의 예방 활동 중 3차 예방단계로 적절한 것은?

① 재활 및 사회 복귀 단계

② 조기 발견과 조기 치료의 단계

③ 질병의 억제 단계

④ 환경 및 영양개선 단계

해설

3차 예방은 재활 및 사회 복귀 단계이다.

Chapter 01. 공중보건학 정답											
1	④	2	④	3	①	4	①	5	②	6	①
7	②	8	①	9	①	10	②	11	①	12	①
13	③	14	②	15	①						

02 chapter 감염병 관리

01 환자 대조군 연구 시 장점이 아닌 것은?

① 잠복기간이 긴 질병에 적합하다.

② 시간과 경비가 적게 든다.

③ 희귀한 질병 조사에 적합하다.

④ 환자 대조군 선정이 어렵다.

해설
환자 대조군 선정이 어려운 점과 필요로 하는 요인의 정보수집이 제한되어 있는 점이 환자 대조군 연구의 단점이다.

02 분석역학의 방법 중 건강한 사람을 대상으로 질병 발생 빈도를 비교하는 방법은?

① 추세변화 연구

② 실험조사 연구

③ 단면조사 연구

④ 코호트 연구

해설
코호트 연구는 환자를 대상으로 하는 후향성 조사와 건강한 사람을 대상으로 하는 전향성 조사로 나뉜다.

03 다음 중 병원소라고 할 수 없는 것은?

① 건강보균자

② 개

③ 먼지

④ 우유

해설
병원소는 병원체가 증식하여 다른 숙주에 전파될 수 있는 상태로 저장되어 있는 장소를 의미한다. 인간, 동물, 기타 병원소(토양, 먼지, 곰팡이류 등)가 있다.

04 감염병 유행지역에서 입국하는 사람이나 동물 또는 식품 등을 대상으로 실시하며 외국 질병의 국내 침입방지를 위한 수단으로 쓰이는 것은?

① 검역

② 격리

③ 박멸

④ 병원소 제거

해설
검역을 통해 감염병 여부를 검사하며, 감염병이 의심되는 경우 강제 격리를 한다.

05 다음 감염병 중 세균성인 것은?

① 말라리아

② 결핵

③ 일본뇌염

④ 유행성 간염

해설

세균성 감염병은 간균(디프테리아, 장티푸스, 결핵균), 구균(포도상구균), 나선균(콜레라균)이다.

06 다음 중 바이러스에 속하는 것은?

① 홍역

② 발진열

③ 발진티푸스

④ 쯔쯔가무시병

해설

바이러스성 감염균(AIDS, 일본뇌염, 폴리오, 홍역, 풍진, 공수병), 리케차 감염균(발진열, 발진티푸스, 쯔쯔가무시병)

07 예방접종으로 얻어지는 면역(인공능동면역)의 특성을 가장 잘 설명한 것은?

① 항독소 등 인공제제를 접종하여 형성되는 면역

② 생균백신, 사균백신 및 순화 독소의 접종으로 형성되는 면역

③ 모체로부터 태반이나 수유를 통해 형성되는 면역

④ 각종 감염병 감염 후 형성되는 면역

해설

- 자연능동면역: 감염병 후에 형성된 면역
- 인공능동면역: 예방접종에 의해 형성된 면역
- 자연수동면역: 태반이나 모유 수유를 통해 생기는 면역
- 인공수동면역: 면역 혈청주사에 의해 얻어진 면역

08 모체를 통해서 형성되는 면역은?

① 자연수동면역

② 인공능동면역

③ 자연능동면역

④ 인공수동면역

09 콜레라 예방접종은 어떤 면역방법인가?

① 인공능동면역

② 인공수동면역

③ 자연수동면역

④ 자연능동면역

10 절지 동물인 파리에 의해 전파될 수 있는 질병이 아닌 것은?

① 콜레라

② 일본뇌염

③ 세균성 이질

④ 장티푸스

해설

모기 전파(일본뇌염, 말라리아, 댕기열), 파리 전파(콜레라, 이질, 장티푸스), 벼룩(발진티푸스, 재귀열)

11 다음 중 같은 병원체에 의하여 발생되는 인수공통 감염병은?

① 공수병
② 천연두
③ 디프테리아
④ 콜레라

해설
인수공통 병원소는 동물이 병원소가 되면서 인간에게도 감염을 일으키는 감염병으로 광견병 등이 있다.

12 오염된 주사기, 면도날 등으로 인해 전파되는 만성 감염병은?

① B형 간염
② 트라코마
③ 파라티푸스
④ 렙토스피라증

해설
B형 간염 바이러스는 환자의 혈액, 타액, 성접촉, 면도날 등으로 감염될 수 있다.

13 이·미용실에서 사용하는 수건을 통해 감염될 수 있는 질병은?

① 페스트
② 장티푸스
③ 트라코마
④ 풍진

14 무구조충은 다음 중 어느 것을 날것으로 먹었을 때 감염될 수 있는가?

① 돼지고기
② 소고기
③ 게
④ 닭

해설
무구조충(소고기 생식을 통해 감염), 유구조충(돼지고기 생식을 통해 감염)

15 다음 기생충 중 중간 숙주와의 연결이 바르지 않은 것은?

① 폐흡충(폐디스토마) – 우렁이
② 유구조충(갈고리촌충) – 돼지
③ 무구조충(민촌충) – 소
④ 만손열두조충 – 닭

해설
- 육류 매개 기생충: 민촌충(소), 갈고리촌충(돼지)
- 어패류 매개 기생충: 간디스토마(우렁이, 잉어), 폐디스토마(다슬기, 가재), 긴촌충(물벼룩, 송어)

16 민물고기와 기생충 간의 제2중간 숙주와의 연결이 잘못된 것은?

① 폐흡충(폐디스토마) – 우렁이
② 간흡충(간디스토마) – 잉어, 붕어
③ 긴촌충(광절열두조충) – 송어, 연어
④ 요코가와흡충 – 은어, 숭어

해설
폐흡충(폐디스토마): 가재, 참게

17 역학의 역할이라고 볼 수 없는 것은?

① 질병 발생의 원인 규명

② 질병 발생과 유행상태의 감시

③ 보건의료 기획과 평가 자료 제공

④ 질병의 치료 방법 개발

해설

역학의 역할은 질병 발생의 원인 규명, 질병 발생과 유행상태의 감시, 보건의료 기획과 평가 자료 제공, 임상연구 분야에 활용이다.

18 질병의 발생요인을 숙주, 환경, 병인의 요인으로 구성되어 있다고 설명하는 모형설은?

① 삼각형 모형설

② 거미줄 모형설

③ 수레바퀴 모형설

④ 전인적 모형설

19 성인병이라고 할 수 없는 질환은?

① 당뇨병

② 심장병

③ 고혈압

④ AIDS

해설

성인병은 노화과정에 많이 나타나거나 발생하는 심혈관계 질환이나 대사성 질환을 의미한다.

20 뇌졸중의 종류라고 볼 수 없는 것은?

① 뇌경색

② 뇌출혈

③ 뇌종양

④ 허혈 뇌졸중

해설

뇌경색이 발생시키는 질환을 허혈 뇌졸중이라고 한다. 뇌종양은 뇌에 종양이 발생한 것으로 뇌졸중과 무관하다.

21 감염병에 대한 설명으로 적당하지 않은 것은?

① 감염병은 감염경로와 질환 및 특성에 따라 분류한다.

② 감염병은 제1급 ~ 제4급으로 분류한다.

③ 1급 감염병은 발생 및 유행 즉시 신고해야 한다.

④ 2급 감염병은 환자의 격리가 요구된다.

해설

감염병은 심각도, 전파력, 격리수준, 신고시기 등을 기준으로 분류한다.

Chapter 02. 감염병관리 정답

1	④	2	④	3	④	4	①	5	②	6	①
7	④	8	①	9	①	10	②	11	①	12	①
13	③	14	②	15	①	16	①	17	④	18	①
19	④	20	③	21	①						

03 chapter 환경보건 및 산업보건

01 실내에 다수인이 밀집한 상태에서 실내 공기의 변화는?

① 기온 상승, 습도 증가, 이산화탄소 감소
② 기온 하강, 습도 증가, 이산화탄소 감소
③ 기온 상승, 습도 감소, 이산화탄소 증가
④ 기온 상승, 습도 증가, 이산화탄소 증가

해설
실내에 많은 사람들이 운집하여 호흡을 하면 산소가 줄고, 습도가 증가하고, 이산화탄소가 증가한다.

02 군집독의 원인이라고 볼 수 없는 것은?

① 기류
② 온도
③ 습도
④ 자외선

해설
군집독은 밀폐된 공간에서 사람들의 호흡으로 실내 온도, 습도, 기류의 변화가 생겨 불쾌감, 현기증, 구토 등의 증상이 발생하는 것을 의미한다.

03 활성오니법의 처리기전은?

① 산화기능 ② 침전기능
③ 여과기능 ④ 살균기능

해설
활성오니법은 활성오니에 산소를 공급하여 호기성균의 산화기능을 촉진하여 유기물을 분해하는 방법이다.

04 공기의 자정작용이라고 볼 수 없는 것은?

① 여과작용 ② 희석작용
③ 살균작용 ④ 세정작용

해설
공기 자정작용으로는 공기 자체의 희석작용, 강우 강설로 인한 세정작용, 태양광선의 살균작용, 식물 광합성의 탄소동화작용이 있다. 여과작용은 물의 자정작용 요소이다.

05 수질오염을 측정하는 지표로서 물에 녹아있는 유리산소를 의미하는 것은?

① 생물학적 산소요구량(BOD)
② 용존산소량(DO)
③ 화학적 산소요구량(COD)
④ 수소이온농도(pH)

06 수질오염의 지표로 사용하는 "생물학적 산소요구량"을 나타내는 용어는?

① BOD

② DO

③ COD

④ SS

◇해설
생물학적 산소요구량(BOD, Biochemical Oxygen Demand)은 수질오염의 지표로 사용되는 용어이며, BOD 요구량이 높을수록 오염도가 높다.

07 다음 중 상호 관계가 없는 것으로 연결된 것은?

① 상수 오염의 생물학적 지표: 대장균

② 실내공기 오염의 지표: CO_2

③ 대기오염의 지표: SO_2

④ 하수오염의 지표: 탁도

◇해설
하수오염 지표로는 생물학적 산소요구량(BOD)을 사용한다.

08 완속여과법에서 부유물질은 주로 어디에서 제거되는가?

① 모래층 맨 윗부분

② 모래층 전 부분

③ 모래층 중간 부분

④ 모래층 배수구 부분

◇해설
완속여과법에서 부유물질은 상부 모래층에 침전되어 일정기간 후에 새로운 모래층을 보충해 주어야 한다.

09 상수도 정수 시 올바른 순서는?

① 침전 → 여과 → 소독

② 취수 → 착수 → 배수

③ 소독 → 여과 → 침전

④ 혼화 → 침전 → 응집

◇해설
상수도 공급은 취수 → 착수 → 혼화 → 응집 → 침전 → 여과 → 소독 → 배수의 과정을 거친다.

10 가장 좋은 조명 방식은?

① 중복조명

② 간접조명

③ 직접조명

④ 국소조명

11 잠함병의 직접적인 원인은?

① 체액 및 혈액 속의 질소 기포 증가

② 혈중 O_2 농도 증가

③ 혈중 CO_2 농도 증가

④ 혈중 CO 농도 증가

◇해설
잠함병(감압병)은 잠수부에게서 발병하며 체내로 유입된 질소가 급격한 감압에 체외로 배출되지 않고 기포를 형성하여 순환장애와 조직 손상을 유발하는 것이다.

12 소음이 인체에 미치는 영향으로 가장 거리가 먼 것은?

① 중이염
② 청력장애
③ 불안증 및 노이로제
④ 작업능률 저하

해설
중이염은 세균감염으로 발병하는 질병이다.

13 조도 불량, 현휘가 과도한 장소에서 장시간 작업하여 눈에 긴장을 강요함으로써 발생되는 불량 조명에 기인하는 직업병이 아닌 것은?

① 안정피로
② 근시
③ 원시
④ 안구 진탕증

해설
원시는 망막의 뒤쪽에 물체의 상이 맺혀서 먼 곳은 잘 보이나 가까운 것은 잘 보이지 않는 눈의 상태로 유전적인 원인이 있을 수 있으며, 작업 환경 요인과는 거리가 멀다. 안구 진탕증은 무의식적으로 안구가 빠르게 운동하는 증상이며, 주변 환경적 요인에 의해 발병되기도 한다.

14 산업피로의 대책으로 가장 거리가 먼 것은?

① 작업과정 중 적절한 휴식시간을 배분한다.
② 휴직과 부서 이동을 권고한다.
③ 개인차를 고려하여 작업량을 할당한다.
④ 에너지 소모를 효율적으로 한다.

15 주로 여름철에 발병하며 어패류 등의 생식이 원인이 되어, 복통, 설사 등 급성 위장염 증상을 나타내는 식중독은?

① 장염비브리오 식중독
② 병원성 대장균 식중독
③ 포도상구균 식중독
④ 보툴리누스균 식중독

해설
장염비브리오 식중독은 감염형에 속하며 여름철에 절인 식품 및 어패류 섭취에서 발병된다.

16 식품을 통한 식중독 중 독소형 식중독은?

① 폐흡충(폐디스토마) – 우렁이
② 간흡충(간디스토마) – 잉어, 붕어
③ 긴촌충(광절열두조충) – 송어, 연어
④ 요코가와흡충 – 은어, 숭어

해설
감염형 식중독에는 살모넬라, 장염비브리오, 병원성 대장균 식중독이 있다.

17 자연독에 의한 식중독 중에 테트로도톡신과 연관이 있는 것은?

① 복어
② 땅콩
③ 옥수수
④ 버섯

18 식물성 독소 중 감자 싹에 함유되어 있는 독소는?

① 솔라닌

② 무스카린

③ 테트로도톡신

④ 아미그달린

19 비타민이 결핍 시 발생하는 질병과 관련 없는 것은?

① 비타민 B_1 – 각기병

② 비타민 E – 불임증

③ 비타민 A – 야맹증

④ 비타민 D – 괴혈병

◇ 해설

비타민 D는 구루병과 관련이 있다.

20 열에 매우 약하며 조금만 가열하여도 쉽게 파괴되는 비타민은?

① 비타민 A

② 비타민 B_1

③ 비타민 C

④ 비타민 F

Chapter 03. 환경보건 및 산업보건 정답

1	④	2	④	3	①	4	①	5	②	6	①
7	④	8	①	9	①	10	②	11	①	12	①
13	③	14	②	15	①	16	①	17	①	18	①
19	④	20	③								

04 chapter 보건행정 및 가족보건

01 다음 중 공공부조에 속하는 것은?

① 건강보험

② 산재보험

③ 고용보험

④ 의료급여

해설

공공부조: 의료급여제도, 기초연금제도, 국민기초생활보장제도 등이 있다.

02 아동보건과 직접적인 관계가 있는 UN 산하 전문기관은?

① WHO

② FAO

③ UNEF

④ UNICEF

해설

FAO(유엔식량농업기구), UNEF(유엔환경계획)

03 WHO의 주요 기능이라고 할 수 없는 것은?

① 국제적 보건사업의 조정 및 감독

② 회원국에 대한 기술 지원

③ 전문가 파견에 의한 기술 지원

④ 국제적인 보건 사업의 지휘

해설

WHO(세계보건기구)는 회원국에 대한 기술 지원 및 국제적인 보건사업의 지휘 및 조정을 하지만 보건사업의 감독 업무는 해당되지 않는다.

04 WHO의 주요 사업이라고 볼 수 없는 것은?

① 성인병 관리

② 성병 관리

③ 영양개선 사업

④ 모자보건 사업

해설

WHO(세계보건기구)의 주요 사업은 말라리아 근절, 결핵 관리, 성병 관리, 모자보건, 영양개선, 환경위생개선, 보건교육 사업 등이다.

05 모성 사망의 원인이라고 볼 수 없는 것은?

① 출혈

② 폐렴

③ 자궁외임신

④ 산욕열

해설

모성의 주요 질병은 임신중독증, 출혈, 산욕열, 자궁외임신 등이며 폐렴은 일반적인 병으로 분류한다.

06 임신중독증의 요인이라고 할 수 없는 것은?

① 고혈압

② 단백질 부족

③ 빈혈

④ 비타민(B_1) 부족

해설

B_1은 티아민이라고도 한다.

07 모자보건의 용어 정의가 틀린 것은?

① 초생아 – 출생 후 7일 이내 영유아

② 신생아 – 출생 후 28일 미만의 영유아

③ 영아 – 출생 후 1년 미만의 영유아

④ 임산부 – 임신 중이거나 분만 후 1년 미만의 여성

해설

임산부는 임신 중이거나 분만 후 6개월 미만의 여성이다.

08 다음 중 UN이 정한 고령사회에 대한 설명으로 틀린 것은?

① 65세 이상의 인구가 총인구에서 차지하는 비율이 7% 이상인 사회이다.

② 65세 이상의 인구가 총인구에서 차지하는 비율이 14% 이상인 사회이다.

③ 한국은 2017년 고령사회로 진입하였다.

④ 고령화는 수명이 늘고 출산율이 하락하면서 고령인구의 증가와 생산연령인구의 감소에서 기인한다.

해설

65세 이상의 인구가 전체 7% 이상일 때 고령화 사회라고 부른다.

09 맬서스의 인구이론과 무관한 것은 어느 것인가?

① 피임의 원리

② 규제의 원리

③ 증식의 원리

④ 파동의 원리

해설

멜서스는 인구는 기하급수적으로 증가하는 데 반해 식량은 산술급수적으로 증가한다고 하였다. 이 이론은 규제의 원리, 증식의 원리, 파동의 원리로 요약된다.

10 인구구성의 형이 서로 잘못 연결된 것은?

① 피라미드형 – 후진국형

② 종형 – 감퇴형

③ 별형 – 도시형

④ 항아리형 – 감소형

◇해설
종형은 인구정지형으로 출생률과 사망률이 같은 이상적인 인구구조이다.

11 출산율이 높고 연령별 사망률이 높은 인구형은?

① 피라미드형

② 종형

③ 별형

④ 항아리형

◇해설
피라미드형은 출생률이 사망률보다 높은 후진국형이다.

12 인구구성의 기본형 중 생산연령 인구가 도시로 많이 유입되는 인구구성은?

① 별형

② 항아리형

③ 표주박형

④ 종형

◇해설
인구유입형은 별형이다.

13 정신보건 사업의 목적으로 거리가 먼 것은?

① 개인의 정신질환 예방

② 정신질환자의 보호

③ 정신질환자의 격리

④ 정신질환자의 사회 복귀

◇해설
정신보건은 개인의 정신질환 예방 및 정신 기능을 개선 및 증진하고, 정신질환자의 보호와 교정 활동을 통해 정상적인 사회인으로 복귀하게 하는 것이다.

14 맬서스주의(Malthusism)에서 인구 규제의 원리라고 할 수 없는 것은?

① 도덕적 억제

② 피임

③ 만혼주의

④ 성 순결주의

◇해설
멜서스는 사회의 빈곤과 악덕을 막기 위해 인구규제를 주장하였고 방법론적으로 만혼, 성적인 순결, 도덕적 억제 등을 주장하였다. 피임은 신맬서스주의자들의 주장이었다.

15 보건통계의 활용과 거리가 먼 것은?

① 인구의 구성상태 평가

② 지역사회 및 국가의 보건수준을 평가

③ 보건 입법 촉구

④ 보건사업의 우선순위 결정

◇해설

보건통계의 활용

① 지역사회 및 국가의 보건상태(수준)를 평가

② 보건사업의 필요성을 강조하고, 행정활동의 지침

③ 보건입법 및 보건사업에 대한 지원 촉구

④ 보건사업의 우선순위 결정 및 보건사업 기술 발전에 기여

⑤ 보건사업의 기초 자료 제공 등

Chapter 04. 보건행정 및 가족보건 정답

1	④	2	④	3	①	4	①	5	②	6	①
7	④	8	①	9	①	10	②	11	①	12	①
13	③	14	②	15	①						

05 chapter 소독학 총론

01 소독의 정의에 대한 설명 중 가장 옳은 것은?

① 모든 미생물을 열이나 약품으로 사멸하는 것
② 병원성 미생물을 사멸 또는 제거하여 감염력을 잃게 하는 것
③ 병원성 미생물에 의한 부패방지를 하는 것
④ 병원성 미생물에 의한 발효방지를 하는 것

◈해설
- 멸균: 모든 미생물을 사멸 혹은 제거하는 것
- 살균: 병원성 미생물을 물리 화학적 작용으로 급속하게 제거하는 작업
- 소독: 병원균을 파괴하여 감염력 및 증식력을 없애는 작업
- 방부: 음식물의 부패나 발효를 방지하는 작업

02 소독의 정의로서 옳은 것은?

① 모든 미생물 일체를 사멸하는 것
② 모든 미생물을 열과 약품으로 완전히 죽이거나 또는 제거하는 것
③ 병원성 미생물의 생활력을 파괴하여 죽이거나 또는 제거하여 감염력을 없애는 것
④ 균을 적극적으로 죽이지 못하더라도 발육을 저지하고 목적하는 것을 변화시키지 않고 보존하는 것

03 다음 중 소독의 정의를 가장 잘 표현한 것은?

① 미생물의 발육과 생활 작용을 제지 또는 정지시켜 부패 또는 발효를 방지할 수 있는 것
② 병원성 미생물의 생활력을 파괴 또는 멸살시켜 감염되는 증식물을 없애는 조작
③ 모든 미생물의 영양이나 아포까지도 멸살 또는 파괴시키는 조작
④ 오염된 미생물을 깨끗이 씻어내는 작업

04 소독에 대한 설명으로 가장 적합한 것은?

① 병원 미생물의 성장을 억제하거나 파괴하여 감염의 위험성을 없애는 것이다.
② 소독은 무균상태를 말한다.
③ 소독은 병원미생물의 발육과 그 작용을 제지 및 정지시키며 특히 부패 및 발효를 방지하는 것이다.
④ 소독은 포자를 가진 것 전부를 사멸하는 것을 말한다.

05 비교적 약한 살균력을 작용시켜 병원 미생물의 생활력을 파괴하여 감염의 위험성을 없애는 조작은?

① 소독 ② 멸균 처리
③ 방부 처리 ④ 냉각 처리

해설
소독은 감염병의 전파를 방지할 목적으로 병원 또는 비병원성 미생물을 죽이거나 그의 감염력이나 증식력을 없애는 작업이다.

06 미생물의 발육과 그 작용을 제거하거나 정지시켜 음식물의 부패나 발효를 방지하는 것은?

① 소독 ② 방부
③ 살균 ④ 살충

해설
방부: 음식물의 부패나 발효를 방지하는 작업

07 소독과 관련된 용어 해설 중 틀린 것은?

① 살균: 생활력을 가지고 있는 미생물을 여러 가지 물리·화학적 작용에 의해 급속히 죽이는 것을 말한다.
② 방부: 병원성 미생물의 발육과 그 작용을 제거하거나 정지시켜서 음식물의 부패나 발효를 방지하는 것을 말한다.
③ 소독: 사람에게 유해한 미생물을 파괴시켜 감염의 위험성을 제거하는 비교적 강한 살균작용으로 세균의 포자까지 사멸하는 것을 말한다.
④ 멸균: 병원성 또는 비병원성 미생물 및 포자를 가진 것을 전부 사멸 또는 제거하는 것을 말한다.

해설
소독: 병원균을 파괴하여 감염력 및 증식력을 없애는 작업

08 미생물을 대상으로 한 작용이 강한 것부터 순서대로 옳게 배열된 것은?

① 멸균 〉 소독 〉 살균 〉 청결 〉 방부
② 멸균 〉 살균 〉 소독 〉 방부 〉 청결
③ 살균 〉 멸균 〉 소독 〉 방부 〉 청결
④ 소독 〉 살균 〉 멸균 〉 청결 〉 방부

해설
소독력의 크기: 멸균 〉 살균 〉 소독 〉 방부 〉 청결

09 다음 중 물리적 살균법이 아닌 것은?

① 화염멸균법
② 자비소독법
③ 간헐멸균법
④ 석탄산살균법

해설
- 물리적 살균법은 건열 및 습열을 이용한 살균법이다.
  ㉠ 화염멸균법: 불꽃에 20초 이상 가열하여 멸균하는 방법
  ㉡ 자비소독법: 100℃ 끓는 물로 소독하는 방법
  ㉢ 간헐멸균법: 증기솥에 의한 소독법
- 석탄산 살균법은 석탄산을 이용한 화학적 살균법이다.

10 다음 중 물리적 소독법에 해당하는 것은?

① 크레졸 소독
② 석탄산 소독
③ 승홍 소독
④ 건열 소독

해설
물리적 소독법은 건열 및 습열을 이용한 살균법이다.

11 다음 중 화학적 살균법이라고 할 수 없는 것은?

① 자비소독법
② 알코올 살균법
③ 염소살균법
④ 과산화수소 살균법

해설
자비소독법은 물리적 살균법의 종류이다.

12 소독약을 사용하여 균 자체에 화학반응을 일으켜 세균의 생활력을 빼앗아 살균하는 것은?

① 물리적 멸균법
② 건열멸균법
③ 여과멸균법
④ 화학적 살균법

해설
화학적 살균이란 균 자체에 화학반응을 일으켜 세균의 생활력을 빼앗아 살균하는 것으로 석탄산, 역성비누, 포르말린, 크레졸 등이 있다.

13 건열멸균법에 대한 설명 중 틀린 것은?

① 드라이 오븐을 사용한다.
② 유리 제품이나 주사기 등에 적합하다.
③ 젖은 손으로 조작하지 않는다.
④ 110~130℃에서 1시간 내에 실시한다.

해설
- 건열멸균법의 종류: 화염멸균법, 건열멸균법, 소각법
- 건열멸균법은 건열멸균기에서 150~170℃로 1~2시간 멸균 처리하는 방법이다.

14 유리제품의 소독방법으로 가장 적합한 것은?

① 끓는 물에 넣고 10분간 가열한다.
② 건열멸균기에 넣고 소독한다.
③ 끓는 물에 넣고 5분간 가열한다.
④ 찬물에 넣고 75℃까지만 가열한다.

해설
건열멸균법은 건열멸균기에서 150~170℃로 1~2시간 멸균 처리하는 방법이다. 광물유 및 파라핀 같은 분말제품이나 금속제품, 유리제품의 멸균에 이용한다.

15 다음 중 건열멸균법이 아닌 것은?

① 화염멸균법
② 자비소독법
③ 건열멸균법
④ 소각소독법

해설
- 건열멸균법의 종류: 화염멸균법, 건열멸균법, 소각법
- 습열멸균법의 종류: 자비소독법, 저온소독법, 고온증기 멸균법, 간헐멸균법, 초고온 순간 멸균법 등

16 다음 중 건열멸균에 관한 내용이 아닌 것은?

① 화학적 살균 방법이다.

② 주로 건열멸균기를 사용한다.

③ 유리기구, 주사침 등의 처리에 이용된다.

④ 160℃에서 1시간 30분 정도 처리한다.

해설

건열멸균법은 물리적 소독법에 해당한다.

17 화염멸균법에 대한 설명으로 틀린 것은?

① 유리기구, 주사침, 유지, 분말 등에 이용된다.

② 승홍소독법의 일종이다.

③ 고압증기멸균법: 붕대, 물약

④ 건열멸균법: 파라핀, 분말제품

해설

건열멸균법은 분말 및 유리제품 멸균에 이용한다.

18 다음 중 소독방법과 소독대상이 바르게 연결된 것은?

① 화염멸균법: 의류나 타월

② 자비소독법: 아마인유

③ 고압증기 멸균법: 예리한 칼날

④ 건열멸균법: 바셀린 및 파우더

해설

건열멸균법은 주사기, 유리제품 멸균에 사용

19 다음 중 습열멸균법에 속하는 것은?

① 자비소독법

② 화염멸균법

③ 여과멸균법

④ 소각소독법

해설

- 습열멸균법의 종류: 자비소독법, 저온소독법, 고온증기 멸균법, 간헐멸균법, 초고온 순간 멸균법 등
- 자비소독법: 100℃의 끓는 물에 15~20분간 소독하며 금속성 식기, 면의류, 타월, 도자기 소독으로 사용한다.

20 고압멸균기를 사용하여 소독하기에 가장 적합하지 않는 것은?

① 유리기구 ② 금속기구

③ 약액 ④ 가죽제품

해설

가죽제품은 석탄산수, 크레졸수, 포르말린수 등으로 소독한다.

21 금속성 식기, 면 종류의 의류, 도자기의 소독에 적합한 소독 방법은?

① 화염멸균법

② 건열멸균법

③ 소각소독법

④ 자비소독법

해설

자비소독법: 100℃의 끓는 물에 15~20분간 소독하며 금속성 식기, 면의류, 타월, 도자기 소독으로 사용한다.

22 다음 소독 방법 중 완전 멸균으로 가장 빠르고 효과적인 방법은?

① 유통증기법
② 간헐살균법
③ 고압증기법
④ 건열소독법

해설
고압증기법은 고압증기멸균기를 사용하여 아포를 포함한 모든 미생물을 멸균한다. 소독 방법 중 가장 빠르고 효과적인 방법으로 의료기구, 금속기구, 섬유제품, 약액 등에 주로 사용된다.

23 고압증기멸균법에 해당하는 것은?

① 멸균 물품에 잔류독성이 많다.
② 포자를 사멸시키는 데 멸균시간이 짧다.
③ 비경제적이다.
④ 많은 물품을 한꺼번에 처리할 수 없다.

해설
고압증기멸균법은 아포를 포함한 모든 미생물을 완전히 멸균하는 방법으로 가장 빠르고 효과적인 방법이다.

24 섭씨 100~135℃ 고온의 수증기를 미생물, 아포 등과 접촉시켜 가열 살균하는 방법은?

① 간헐멸균법
② 건열멸균법
③ 고압증기 멸균법
④ 자비소독법

해설
고압증기멸균법은 섭씨 100~135℃ 고온의 수증기를 미생물, 아포 등과 접촉시켜 가열 살균하는 방법으로 유리기구, 금속기구, 의류, 고무제품, 의료기구, 미용기구, 약액, 무균실 기구 등에 사용된다.

25 미생물에 오염된 대상을 불꽃으로 태우는 방법은?

① 간헐멸균법
② 자비소독법
③ 저온소독법
④ 소각소독법

해설
소각소독법은 불에 태우는 방법으로 감염병 환자의 배설물 등을 처리하는 가장 안전한 방법이다.

26 다음 중 객담이 묻은 휴지의 소독방법으로 가장 알맞은 것은?

① 고압멸균법
② 소각소독법
③ 자비소독법
④ 저온소독법

해설
소각소독법은 미생물에 오염된 대상을 불꽃으로 태우는 방법으로 이·미용업소에서 손님으로부터 나온 객담이 묻은 휴지 등을 소독하는 방법이다.

27 감염병 예방법 중 감염병 환자의 배설물 등을 처리하는 가장 적합한 방법은?

① 건조법
② 건열법
③ 매몰법
④ 소각법

28 다음 중 일광소독의 가장 큰 장점은?

① 아포도 죽는다.
② 산화되지 않는다.
③ 소독효과가 크다.
④ 비용이 적게 든다.

해설
일광소독은 자외선 소독법으로 태양광선 중에서 자외선을 이용하는 방법으로 의류, 침구류 소독에 적당하다.

29 끓는 물 소독 방법으로 옳은 것은?

① 여과멸균법
② 화염멸균법
③ 자비소독법
④ 소각소독법

해설
자비소독은 100℃ 물에 20~30분간 가열하는 방법으로 금속제품은 물이 끓기 시작할 때 넣고, 유리제품은 찬물일 때 투입한다.

30 자비소독 시 금속제품이 녹스는 것을 방지하기 위하여 첨가하는 물질이 아닌 것은?

① 2% 붕소
② 2% 탄산나트륨
③ 5% 알코올
④ 2~3% 크레졸 비누액

해설
자비소독 시 2% 붕소, 1~2% 탄산나트륨, 크레졸 비누액 2~3%를 첨가하면 살균력이 강화되고 녹스는 것을 방지할 수 있다.

31 소독약의 살균력 지표로 가장 많이 이용되는 것은?

① 알코올
② 크레졸
③ 석탄산
④ 포름알데히드

해설
석탄산(페놀)은 소독제의 살균력을 비교할 때 기준이 되는 소독약이다.

32 소독제로서 석탄산에 관한 설명이 틀린 것은?

① 유기물에도 소독력은 약화되지 않는다.
② 고온일수록 소독력이 커진다.
③ 금속 부식성이 없다.
④ 세균 단백에 대한 살균작용이 있다.

해설
석탄산은 금속 부식성이 있어서 금속제의 소독용으로는 적합하지 않다.

33 석탄산의 살균작용과 관련이 없는 것은?

① 중금속염의 형성작용
② 단백질 응고작용
③ 세포 용해작용
④ 효소계 침투작용

해설
석탄산의 살균작용은 균체의 단백질 응고작용, 균체의 효소 불활성화 작용, 균체의 삼투성 변화 작용 등이 있다.

34 방역용 석탄산의 가장 적당한 희석농도는 무엇인가?

① 0.1%
② 0.3%
③ 3.0%
④ 75%

해설
석탄산은 3%의 수용액에 사용되고 의류, 용기, 오물 소독, 토사물에 적합하다. 손 소독은 2% 수용액으로 희석하여 사용한다.

35 이·미용업소에서 종업원이 손을 소독할 때 사용하기에 가장 보편적이고 적당한 것은?

① 승홍수
② 과산화수소
③ 역성비누
④ 석탄수

해설
역성비누는 병원용 소독제로 많이 사용되며, 이·미용업소에서 종업원이 손을 소독할 때 가장 보편적으로 많이 사용된다.

36 역성비누액에 대한 설명으로 틀린 것은?

① 냄새가 거의 없고 자극이 적다.
② 소독력과 함께 세정력이 강하다.
③ 수지, 기구, 식기소독에 적당하다.
④ 물에 잘 녹고 흔들면 거품이 난다.

해설
역성비누액은 강한 살균력과 침투력이 있지만 세정력은 약하다.

37 일반적으로 사용되는 소독용 알코올의 적정 농도는?

① 30%　② 70%
③ 50%　④ 100%

해설
소독용 알코올(에틸알코올)은 약 70~80% 농도가 적당하다.

38 화장실, 하수도, 쓰레기통 소독에 가장 적합한 것은?

① 알코올

② 염소

③ 승홍수

④ 생석회

◇해설

생석회(CaO)는 백색의 고체나 분말제로 토사물, 화장실, 하수도, 쓰레기통 소독에 적합하다.

39 상처소독에 적당하지 않은 것은?

① 과산화수소

② 요오드팅크제

③ 승홍수

④ 머큐로크롬

◇해설

승홍은 금속을 부식시키고 수은 중독을 일으킬 수 있으며 유리, 도자기, 목제품 등의 소독에 적합하다.

40 이·미용실의 실내소독법으로 가장 적당한 것은?

① 석탄산 소독

② 크레졸 소독

③ 승홍수 소독

④ 역성비누액

◇해설

크레졸은 석탄산의 2배 소독효과가 있으며 피부 자극이 적다. 화장실 소독 시 3% 용액을 사용한다.

41 다음 중 포르말린수 소독에 가장 적합하지 않은 것은?

① 고무제품

② 배설물

③ 금속제품

④ 플라스틱

◇해설

포르말린수는 금속제품, 플라스틱, 고무제품, 무균실 등의 소독에 적합하다.

42 다음 중 피부자극이 적어 상처 표면의 소독에 가장 적당한 것은?

① 10% 포르말린

② 3% 과산화수소

③ 15% 염소화합물

④ 3% 석탄산

◇해설

과산화수소는 3%의 수용액을 사용하여 소독제로 이용된다.

43 다음 중 배설물의 소독에 가장 적당한 것은?

① 크레졸 ② 오존

③ 염소 ④ 승홍

◇해설

크레졸 소독은 주로 손, 오물 등에 사용되며 세균 소독에 효과가 크고 피부 자극성이 없다. 크레졸은 손 소독 시에는 1%, 보통 3% 농도로 사용된다.

44 다음 중 병원성 미생물이 아닌 것은?

① 세균

② 바이러스

③ 리케차

④ 효모균

◇해설

비병원성 미생물은 병원성이 없어서 사람의 몸 속에서 병적인 반응을 보이지 않는 미생물로서 발효균, 효모균, 곰팡이균, 유산균 등이 있다.

45 저온살균법을 고안한 근대 면역학의 아버지라고 불리는 사람은?

① 파스퇴르

② 로버트 코흐

③ 안톤 반 레벤후크

④ 로버트 훅

◇해설

- 로버트 코흐: 결핵균 발견
- 안톤 반 레벤후크: 미생물을 최초로 관찰
- 로버트 훅: 세포의 발견

46 미생물의 종류 중 가장 크기가 작은 것은?

① 곰팡이

② 효모

③ 세균

④ 바이러스

◇해설

바이러스는 살아있는 생명체 중 가장 작은 병원체로서 AIDS, 백혈병, 감기, 인플루엔자, 홍역을 일으킨다.

47 병원 미생물의 크기에 따라 나열한 것은?

① 바이러스〈 리케차〈 세균

② 바이러스〈 세균〈 리케차

③ 세균〈 리케차〈 바이러스

④ 세균〈 바이러스〈 리케차

◇해설

리케차는 세균과 바이러스의 중간 크기이다.

48 미생물 증식의 3대 요건이 아닌 것은?

① 영양소

② 수분

③ 온도

④ 광선

◇해설

광선(자외선)은 미생물 살균작용에 이용된다.

49 소독에 영향을 미치는 인자가 아닌 것은?

① 온도

② 수분

③ 시간

④ 풍속

◇해설

소독에 영향을 미치는 인자는 온도, 시간, 수분으로 풍속은 영향을 주지 않는다.

50 소독 약품의 구비조건으로 잘못된 것은?

① 용해성이 높을 것

② 표백성이 있을 것

③ 사용이 간편할 것

④ 가격이 저렴할 것

◇ 해설

소독약품은 부식성 및 표백성이 없어야 한다.

Chapter 05. 소독학 총론 정답											
1	②	2	③	3	②	4	①	5	①	6	②
7	③	8	②	9	④	10	④	11	①	12	④
13	④	14	②	15	②	16	①	17	②	18	④
19	①	20	④	21	④	22	③	23	②	24	③
25	④	26	②	27	④	28	④	29	③	30	③
31	③	32	③	33	①	34	③	35	③	36	②
37	②	38	④	39	③	40	②	41	②	42	②
43	①	44	④	45	①	46	④	47	①	48	④
49	④	50	②								

06 chapter 공중위생관리법규

01 공중위생영업에 해당하지 않는 것은?

① 세탁업
② 보건업
③ 미용업
④ 목욕장업

해설
공중위생영업은 숙박업, 목욕장업, 이용업, 미용업, 세탁업, 건물위생관리영업(구.위생관리용역업)이 있다

02 공중위생관리법에서 규정하고 있는 공중위생영업의 종류에 해당되지 않는 것은?

① 이·미용업
② 건물위생관리영업
③ 학원영업
④ 세탁업

해설
공중위생영업은 숙박업, 목욕장업, 이용업, 미용업, 세탁업, 건물위생관리영업이 있다.

03 이용업 및 미용업은 다음 중 어디에 속하는가?

① 공중위생영업
② 위생관련영업
③ 위생처리업
④ 위생관리용역업

04 영업소 안에 면허증을 게시하도록 "위생관리의무 등"의 규정에 명시된 자는?

① 이 · 미용업을 하는 자
② 목욕장업을 하는 자
③ 세탁업을 하는 자
④ 위생관리용역업을 하는 자

05 다음 중 공중위생영업을 하고자 할 때 필요한 것은?

① 허가　　② 통보
③ 인가　　④ 신고

해설
이 · 미용업을 신고하려면 보건복지부령이 정하는 시설과 설비를 갖추고 시장, 군수, 구청장에게 신고하여야 한다.

06 공중 위생영업의 신고를 위하여 제출하는 서류에 해당하지 않는 것은?

① 영업시설 및 설비개요서

② 교육 필증

③ 영업신고서

④ 재산세 납부 영수증

해설

공중위생 영업 신고 서류는 ① 영업신고서, ② 교육 필증, ③ 영업시설 및 설비개요서가 필요하다.

07 다음 중 이·미용업 영업자가 변경신고를 해야 하는 것을 모두 고른 것은?

ㄱ. 영업소의 소재지 ㄴ. 영업소 바닥의 면적의 3분의 1 이상의 증감 ㄷ. 종사자의 변동사항 ㄹ. 영업자의 재산 변동사항

① ㄱ

② ㄱ, ㄴ

③ ㄱ, ㄴ, ㄷ

④ ㄱ, ㄴ, ㄷ, ㄹ

해설

시장, 군수, 구청장에게 신고해야 하는 중요 변경사항은 영업장 면적의 1/3 이상을 변경할 때, 소재지를 변경할 때, 대표자 성명을 변경할 때, 미용업 업종을 변경할 때이다.

08 이용 및 미용업 영업자의 지위를 승계한 자가 관계 기관에 신고해야 하는 기간은?

① 1월 ② 2월

③ 6월 ④ 12월

해설

미용업자의 지위를 승계한 자는 1개월 이내에 시장·군수·구청장에게 신고해야 한다

09 이·미용업소의 시설 및 설비 기준으로 적합한 것은?

① 소독을 한 기구와 소독을 하지 아니한 기구를 구분하여 보관할 수 있는 용기를 비치하여야 한다.

② 소독기, 적외선 살균기 등 기구를 소독하는 장비를 갖추어야 한다.

③ 밀폐된 별실을 2개 이상 둘 수 있다.

④ 작업장소와 응접장소, 상담실, 탈의실 등을 분리하여 칸막이를 설치하려는 때에는 각각 전체 벽면적의 2분의 1 이상은 투명하게 하여야 한다.

해설

이·미용 시설 설비기준

- 소독한 기구와 소독하지 않은 기구를 분리하여 보관해야 한다.
- 소독장비는 소독기와 자외선 살균기를 구비해야 한다.
- 칸막이는 출입문의 1/3 이상을 투명하게 유지해야 한다.
- 별실 및 유사 시설 설치는 불가능하다.

10 이·미용업자의 준수사항 중 틀린 것은?

① 소독한 기구와 하지 아니한 기구는 각각 다른 용기에 넣어 보관할 것

② 조명은 75럭스 이상 유지되도록 할 것

③ 신고증과 함께 면허증 사본을 게시할 것

④ 1회용 면도날은 손님 1인에 한하여 사용할 것

해설
면허증 사본이 아닌 원본을 게시하여야 한다.

11 이·미용업소 내 반드시 게시하여야 할 사항으로 옳은 것은?

① 요금표 및 준수사항만 게시하면 된다.

② 이·미용업 신고증만 게시하면 된다.

③ 이·미용업 신고증 및 면허증 사본, 요금표를 게시하면 된다.

④ 이·미용업 신고증, 면허증 원본, 요금표를 게시하여야 한다.

해설
영업장 내부에 게시해야 할 사항: 미용업 신고증, 개설자의 면허증 원본, 최종 지불요금표

12 이·미용소의 조명시설은 얼마 이상이어야 하는가?

① 50럭스

② 75럭스

③ 100럭스

④ 125럭스

해설
영업장안의 조명도는 75럭스 이상이 되도록 유지하여야 한다.

13 이·미용사의 면허를 받을 수 없는 사람은?

① 전문대학에서 이용 또는 미용에 관한 학과를 졸업한 사람

② 교육부장관이 인정하는 이·미용고등학교를 졸업한 사람

③ 교육부장관이 인정하는 고등기술학교에서 6개월 공부한 사람

④ 국가기술자격법에 의한 이·미용사 자격증을 취득한 사람

해설
고등기술학교에서 1년 이상 이 · 미용에 관한 소정의 과정을 이수하여야 한다.

14 영업정지가 이용자에게 심한 불편을 주거나 공익을 해할 우려가 있는 경우의 과징금 처분으로 적당한 것은?

① 200만 원 이하

② 300만 원 이하

③ 1천만 원 이하

④ 1억 원 이하

해설
영업정지가 이용자에게 심한 불편을 초래할 경우 영업정지 처분에 갈음하여 1억 원 이하의 과징금을 부과한다.(2019년 3천만 원 → 1억 원 이하로 조정됨)

15 다음 중 이용사 또는 미용사의 면허를 받을 수 있는 자는?

① 약물중독자　② 암 환자
③ 정신질환자　④ 금치산자

◇해설
면허 결격자
- 피성년 후견인
- 정신질환자(전문의 소견서가 있을 경우 제외)
- 감염병 환자(AIDS, 결핵환자 등)
- 마약 등의 약물중독자(향정신성 의약품 중독자)
- 면허가 취소된 후 1년이 경과되지 아니한 자

16 다음 중 이·미용사의 면허정지를 명할 수 있는 자는?

① 행정안전부 장관
② 시 · 도지사
③ 시장, 군수, 구청장
④ 경찰서장

◇해설
면허취소권자는 시장·군수·구청장이다.

17 이·미용사 면허증을 분실하여 재교부를 받은 자가 분실한 면허증을 찾았을 때 취하여야 할 조치로 옳은 것은?

① 시·도지사에게 찾은 면허증을 반납한다.
② 시장, 군수, 구청장에게 찾은 면허증을 반납한다.
③ 본인이 모두 소지하여도 무방하다.
④ 재교부 받은 면허증을 반납한다.

◇해설
면허 취소 또는 정지를 받은 자는 지체 없이 시장, 군수, 구청장에게 면허증을 반납해야 한다.

18 이·미용사 면허증을 분실하였을 때 누구에게 재교부 신청을 하여야 하는가?

① 보건복지부장관
② 시 · 도지사
③ 시장, 군수, 구청장
④ 협회장

◇해설
면허발급 및 취소는 시장·군수·구청장의 권한이다.

19 이·미용사가 면허증 재교부 신청을 할 수 없는 것은?

① 면허증을 잃어 버린 때
② 면허증 기재사항의 변경이 있는 때
③ 면허증이 못 쓰게 된 때
④ 면허증이 더러운 때

◇해설
면허증 재교부 사유는 기재사항의 변경이 있을 때, 면허증을 잃어버린 때, 면허증이 헐어 못쓰게 된 때이다.

20 이·미용사의 면허증을 재교부 받을 수 있는 자는 다음 중 누구인가?

① 공중위생관리법의 규정에 의한 명령을 위반한 자

② 간질병자

③ 면허증을 다른 사람에게 대여한 자

④ 면허증이 헐어 못 쓰게 된 자

해설
면허증을 다른 사람에게 대여한 경우 면허정지(1차와 2차 위반)와 취소(3차 위반)의 사유에 해당한다.

21 다음 중 이·미용업을 개설할 수 있는 경우는?

① 이·미용사 면허를 받은 자

② 이·미용사의 감독을 받아 이·미용을 행하는 자

③ 이·미용사의 자문을 받아서 이·미용을 행하는 자

④ 위생관리 용역업 허가를 받은 자로서 이·미용에 관심이 있는 자

해설
이용사 또는 미용사의 면허를 받은 자가 아니면 이용업 또는 미용업을 개설하거나 그 업무에 종사할 수 없다.

22 영업소 외에서의 이용 및 미용업무를 할 수 없는 경우는?

① 관할 소재동 지역 내에서 주민에게 이·미용을 하는 경우

② 질병, 기타의 사유로 인하여 영업소에 나올 수 없는 자에 대하여 미용을 하는 경우

③ 혼례나 기타 의식에 참여하는 자에 대하여 그 의식의 직전에 미용을 하는 경우

④ 특별한 사정이 있다고 인정하여 시장, 군수, 구청장이 인정하는 경우

23 영업소 외의 장소에서 이·미용 업무를 행할 수 있는 경우가 아닌 것은?

① 질병으로 영업소에 나올 수 없는 경우

② 결혼식 등의 의식 직전인 경우

③ 손님의 간곡한 요청이 있을 경우

④ 시장·군수·구청장이 인정하는 경우

24 다음 중 위생교육의 내용이 아닌 것은?

① 공중위생 관리법 및 관련 법규

② 소양교육

③ 공중위생이 필요한 내용

④ 정신교육

해설
정신교육이 아니라 기술교육이다.

25 보건복지부령이 정하는 특별한 사유가 있을 시 영업소 외의 장소에서 이·미용업무를 행할 수 있다. 그 사유에 해당하지 않는 것은?

① 기관에서 특별히 요구하여 단체로 이·미용을 하는 경우
② 질병으로 인하여 영업소에 나올 수 없는 자에 대하여 이·미용을 하는 경우
③ 혼례에 참여하는 자에 대하여 그 의식 직전에 이·미용을 하는 경우
④ 시장·군수·구청장이 특별한 사정이 있다고 인정한 경우

26 시·도지사 또는 시장·군수·구청장은 공중위생관리상 필요하다고 인정하는 때에 공중위생영업자 등에 대하여 필요한 조치를 취할 수 있다. 이 조치에 해당하는 것은?

① 보고　　② 청문
③ 감독　　④ 협의

27 공익상 또는 선량한 풍속유지를 위하여 필요하다고 인정하는 경우에 이·미용업의 영업시간 및 영업행위에 관한 필요한 제한을 할 수 있는 자는?

① 관련 전문기관 및 단체장
② 보건복지부 장관
③ 시·도지사
④ 시장·군수·구청장

해설
시·도지사는 공익상 또는 선량한 풍속을 유지하기 위하여 필요하다고 인정하는 때에는 영업시간 및 영업행위에 관한 필요한 제한을 할 수 있다.

28 다음 ( ) 안에 알맞은 내용은?

이·미용업 영업자가 공중위생관리법을 위반하여 관계행정기관의 장의 요청이 있는 때에는 ( ) 이내의 기간을 정하여 영업의 정지 또는 일부 시설의 사용중지 혹은 영업소 폐쇄 등을 명할 수 있다.

① 3월　　② 6월
③ 1년　　④ 2년

해설
시장 군수 구청장은 미용업자에게 6월 이내의 기간을 정하여 영업 정지, 일부 시설 사용 중지 및 폐쇄 등을 명령할 수 있다.

29 이·미용업소의 영업정지 및 폐쇄사유에 해당하지 않는 것은?

① 영업신고를 하지 않거나 시설과 설비 기준을 위반한 경우
② 중요사항의 변경 신고를 하지 않은 경우
③ 고시가격보다 비싼 서비스 요금을 청구한 경우
④ 위생관리 의무 등을 지키지 않은 경우

◇해설

이·미용업소 정지 및 폐쇄사유

① 영업신고를 하지 않거나 시설과 설비 기준을 위반한 경우

② 중요사항의 변경 신고를 하지 않은 경우

③ 지위승계 신고를 하지 않은 경우

④ 위생관리 의무 등을 지키지 않은 경우

⑤ 필요보고를 하지 않거나 관계 공무원의 출입 검사, 서류 열람을 거부 방해 기피한 경우

⑥ 풍속규제 법률, 성매매 알선 등 행위 처벌에 관한 법률, 청소년보호법, 의료법을 위반한 경우

30 이·미용업에 있어 청문을 실시하여야 하는 경우가 아닌 것은?

① 면허취소 처분을 하고자 하는 경우

② 면허정지 처분을 하고자 하는 경우

③ 일부 시설의 사용 중지 처분을 하고자 하는 경우

④ 위생교육을 받지 아니하여 1차 위반한 경우

◇해설

청문실시 사유

- 이·미용사의 면허취소 또는 면허정지
- 공중위생 영업의 정지
- 일부 시설의 사용 중지
- 영업소 폐쇄명령

31 공중위생감시원의 자격요건에 해당되지 않는 사람은?

① 위생사 또는 환경산업기사 2급 이상의 자격증을 소지한 사람

② 대학에서 화학 · 화공학 · 환경공학 · 위생학 분야를 졸업하거나 동등이상의 자격이 있는 사람

③ 외국에서 위생사 또는 환경기사 면허를 받은 사람

④ 6개월 이상 공중위생 행정에 종사한 경력이 있는 사람

◇해설

공중위생감시원은 1년 이상 공중위생 행정에 종사한 경력이 있는 사람이다.(2018년 3년에서 1년으로 개정·공포되었다.)

32 공중위생의 관리를 위한 지도, 계몽 등을 행하게 하기 위하여 둘 수 있는 것은?

① 명예공중위생감시원

② 공중위생조사원

③ 공중위생평가단체

④ 공중위생전문교육원

◇해설

시·도지사는 공중위생의 관리를 위한 지도·계몽 등을 행하게 하기 위하여 명예공중위생감시원을 둘 수 있다.

33 일반관리 대상업소에 해당하는 위생관리 등급 구분은?

① 녹색등급
② 황색등급
③ 백색등급
④ 적색등급

◇해설
- 최우수업소: 녹색등급
- 우수업소: 황색등급
- 일반관리업소: 백색등급

34 공중위생영업자가 준수하여야 할 위생관리 기준은 다음 중 어느 것으로 정하고 있는가?

① 대통령령
② 국무총리령
③ 고용노동부령
④ 보건복지부령

35 공중위생영업소를 개설하고자 하는 자는 원칙적으로 언제까지 위생교육을 받아야 하는가?

① 개설하기 전
② 개설 후 3개월 내
③ 개설 후 6개월 내
④ 개설 후 1년 내

36 공중위생관리법상의 위생교육에 대한 설명 중 옳은 것은?

① 위생교육 대상자는 이·미용업 영업자이다.
② 위생교육 대상자는 이·미용사이다.
③ 위생교육 시간은 매년 8시간이다.
④ 위생교육은 공중위생관리법 위반자에 한하여 받는다.

◇해설
위생교육 주기 및 시간: 매년 3시간
교육대상자: 이·미용 영업자

37 이·미용업 영업자가 위생교육을 받지 아니한 때에 대한 1차 위반 시 행정처분 기준은?

① 경고
② 개선명령
③ 영업정지 5일
④ 영업정지 10일

◇해설
위생교육을 받지 아니할 때
-1차 위반: 경고
-2차 위반: 영업정지 5일
-3차 위반: 영업정지 10일
-4차 위반: 영업장 폐쇄명령

38 이용 또는 미용의 면허가 취소된 후 계속하여 업무를 행한 자에 대한 벌칙사항은?

① 6월 이하의 징역 또는 300만 원 이하의 벌금
② 500만 원 이하의 벌금
③ 300만 원 이하의 벌금
④ 200만 원 이하의 벌금

해설
300만 원 이하의 벌금은 아래의 경우에 부과된다.
㉠ 개선명령(위생관리 기준, 오염허용 기준)을 위반한 자
㉡ 면허 취소 후에도 계속 이·미용업 업무를 행한 자
㉢ 면허를 받지 않고 이미용업 개설이나 업무에 종사한 경우

39 다음 중 1년 이하의 징역 또는 1천만원 이하의 벌금에 해당하는 벌칙사항이 아닌 것은?

① 공중위생영업의 신고를 하지 아니한 자
② 영업소 폐쇄명령을 받고도 계속해서 영업을 한 자
③ 영업정지 일부 시설의 사용중지 명령을 받고도 그 기간 중에 영업을 하거나 그 시설을 사용한 자
④ 공중위생영업의 변경 신고를 하지 않은 자

해설
6개월 이하의 징역 또는 500만 원 이하의 벌금은 아래의 경우에 부과된다.
㉠ 공중위생영업의 변경 신고를 하지 않은 자
㉡ 공중위생영업의 지위를 승계한 자로서 신고(1월 이내)를 아니한 자
㉢ 건전한 영업 질서를 위하여 준수해야 할 사항을 준수하지 아니한 자

40 영업자의 지위를 승계한 자로서 신고를 하지 아니하였을 경우 해당하는 처벌기준은?

① 1년 이하의 징역 또는 1천만 원 이하의 벌금
② 6월 이하의 징역 또는 500만 원 이하의 벌금
③ 200만 원 이하의 벌금
④ 100만 원 이하의 벌금

41 시장·군수·구청장이 영업정지가 이용자에게 심한 불편을 주거나 그 밖에 공익을 해할 우려가 있는 경우에 영업정지처분에 갈음한 과징금을 부과할 수 있는 금액기준은?

① 1천만 원 이하
② 2천만 원 이하
③ 1억 원 이하
④ 2억 원 이하

해설
영업정지 처분에 갈음하여 1억 원 이하의 과징금을 부과할 수 있다.

42 이·미용업자에게 과태료를 부과·징수할 수 있는 처분권자에 해당되지 않는 자는?

① 보건복지부 장관
② 시장
③ 군수
④ 구청장

해설
과태료는 시장·군수·구청장이 부과 징수한다.

43 관계공무원의 출입·검사 기타 조치를 거부·방해 또는 기피했을 때의 과태료 부과기준은?

① 300만 원 이하

② 200만 원 이하

③ 100만 원 이하

④ 50만 원 이하

해설

300만 원 이하의 과태료

㉠ 이·미용 시설 및 설비의 개선명령을 위반한 자

㉡ 공중위생법상 필요한 보고를 당국에 하지 아니한 자

㉢ 관계 공무원의 출입 검사, 기타 조치를 거부 · 방해한 경우

44 이·미용의 업무를 영업장소 외에서 행하였을 때 이에 대한 처벌기준은?

① 3년 이하의 징역 또는 1천만 원 이하의 벌금

② 500만 원 이하의 과태료

③ 200만 원 이하의 과태료

④ 100만 원 이하의 벌금

해설

200만 원 이하의 과태료

㉠ 이·미용업소의 위생관리 의무를 지키지 아니한 자

㉡ 영업소 이외의 장소에서 이 · 미용 업무를 행한 자

㉢ 위생교육을 받지 아니한 자

45 처분기준이 200만 원 이하의 과태료가 아닌 것은?

① 규정을 위반하여 영업소 이외의 장소에서 이·미용업무를 행한 자

② 위생교육을 받지 아니한 자

③ 위생 관리 의무를 지키지 아니한 자

④ 관계 공무원의 출입·검사·기타 조치를 거부·방해 또는 기피한 자

46 영업소의 소재지를 변경하고 신고하지 않은 경우, 1차 위반 시의 행정처분은?

① 영업정지 1월

② 영업정지 2월

③ 영업정지 1년

④ 영업장 폐쇄명령

해설

2018년 법령개정으로 1차 위반은 영업정지 1월, 2차 위반은 영업정지 2월, 3차 위반은 영업장 폐쇄명령으로 변경되었다.

47 다음 중 과태료 처분대상에 해당되지 않는 자는?

① 영업소 이외의 장소에서 이미용 업무를 행한 자

② 영업소 폐쇄명령을 받고도 영업을 계속한 자

③ 이·미용업소 위생관리 의무를 지키지 아니한 자

④ 위생교육 대상자 중 위생교육을 받지 아니한 자

◇해설

영업소 폐쇄명령을 받고도 영업을 계속한 자는 1년 이하의 징역 또는 1천만 원 이하의 벌칙금이 부과된다.

48 과태료 처분에 불복이 있는 경우 어느 기간 내에 이의를 제기할 수 있는가?

① 처분한 날로부터 45일 이내

② 처분의 고지 30일 이내

③ 처분한 날로부터 15일 이내

④ 처분이 있음을 안 날로부터 15일 이내

◇해설

과태료 처분에 불복이 있는 자는 고지 30일 이내에 이의를 제기할 수 있다.

49 면허증을 다른 사람에게 대여한 때의 2차 위반 행정처분 기준은?

① 면허정지 3월

② 면허정지 6월

③ 영업정지 3월

④ 영업정지 6월

◇해설

면허증을 다른 사람에게 대여한 때

㉠ 1차 위반: 면허정지 3월

㉡ 2차 위반: 면허정지 6월

㉢ 3차 위반: 면허취소

50 이·미용업소에 몰래 카메라를 설치 시의 1차 위반 행정처분은?

① 영업정지 1월

② 영업정지 2월

③ 영업정지 6개월

④ 영업장 폐쇄명령

◇해설

19년 신설된 조항으로 이 · 미용업소에 몰래 카메라 설치 시

㉠ 1차 위반 : 영업정지 1월

㉡ 2차 위반 : 영업정지 2월

㉢ 3차 위반 : 영업장 폐쇄명령

Chapter 06. 공중위생관리법규 정답

1	②	2	③	3	①	4	①	5	④	6	④
7	②	8	①	9	①	10	③	11	④	12	②
13	③	14	④	15	②	16	③	17	②	18	③
19	④	20	④	21	①	22	①	23	③	24	④
25	①	26	①	27	③	28	②	29	③	30	④
31	④	32	①	33	③	34	④	35	①	36	①
37	①	38	③	39	④	40	②	41	③	42	①
43	①	44	③	45	④	46	①	47	②	48	②
49	②	50	①								

참고문헌

김경희 외, 에센스 공중보건학, 지구문화사, 2015.

김기연 저, 공중보건학, 현문사, 2015.

남철현 저, 보건학, 계축문화사, 2016.

박은경 외, 공중보건학, 구민사, 2016.

서광석 저, 공중보건학, 대학서림, 2018.

이주열 외, 공중보건학, 군자출판사, 2016.

임국환 외, New 공중보건학, 지구문화사, 2014.

황병덕 외, 새로 쓴 공중보건학, 수문사, 2015.

국가법령정보센터(www.law.go.kr)

서울특별시 상수도사업본부(arisu.seoul.go.kr)